U0347479

毒药
手帖

[日] 涩泽龙彦 著

余梦娇 译

九 州 出 版 社
JIUZHOUPRESS

目　录

古人早已知

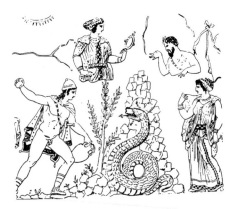

图 1　击退恶龙的希腊英雄

"毒药"这个词，总是强烈牵引着罪犯以及浪漫主义犯罪小说爱好者的心。人们认为它拥有某种魔幻而魅惑的余韵。

记得中学一年级时，一位英语老师曾借王尔德的著作来说明"押韵"的意思。她告诉我们有一篇名为"Pen, Pencil and Poison"的作品①，标题就以"P"为"头韵"。如人所知，这篇王尔德所写的评传以"绿色研究"为副标题，主人公既是纤弱的艺术爱好者，又是恐怖的毒杀惯犯。该人物在历史上真实存在过，名为"威恩莱特"（Wainewright）。

威恩莱特在自己精美的戒指中藏入印度产的马钱子

---

① 参见《王尔德全集4·评论随笔卷》（中国文学出版社，2000年）中的《笔杆子、画笔和毒药》（该篇为罗汉翻译）。——本书脚注均为中文翻译与编辑过程中所加

（nux vomica），利用这种晶体状毒药在庭园和城堡中杀害
了自己的舅父、岳母，又为了1.8万英镑的保险金杀害了
妻妹和养父。犯下如此多罪行的威恩莱特，是个货真价实
的毒杀狂魔。

当然，少年时代的我对王尔德的作品尚不熟悉，但从
英语老师口中倾泻而出的那个带有魔法般音韵的标题——
"Pen, Pencil and Poison"，确实决定了我日后的趣味和美
学，种下了一颗无限延伸的梦幻之核。

其实就算暂且不提我的个人经验，"毒药"这个词也从
古代开始就和魔法、巫术关系密切。听说女巫就热衷使用
天仙子（*Hyoscyamus niger*）、颠茄（*Atropa belladonna*）、曼
德拉草①、乌头（*Aconitum*）、金莲花草（*Trollius hondoensis*）
等植物。在科学的死因鉴别方法尚未确立的时代，某人的
离奇死亡经常被认为和恶魔、巫术有关，因而被视作巫师
的男女常常要为这类死亡事件负责。

其实，此类事件离我们并不遥远。能够证明我们人类
精神中寄生的迷信力量是何等根深蒂固的事件，近来也时
有发生。1958年10月，德国北部发生了农民毒杀自己女
儿的案件，其理由竟是"早产的女婴会成为女巫"这样的
迷信思维……

---

① 此处日文"マンドラゴラ"直接对应的是茄参属（*Mandragora*），但
通常特指其下一种叫曼德拉草的植物，其学名为毒茄参（*Mandragora
officinarum*），又译作风茄。本书中均翻译为曼德拉草。

　　人们普遍认为投毒者以女性居多。这也是统计学上难以改变的事实。法国著名作家莫里亚克（Mauriac）的小说《苔蕾丝·德斯盖鲁》（*Thérèse Desqueyroux*）中有这样一幕：女主人公苔蕾丝在旅馆房间里拿起针，对准照片中男子的心脏，猛地扎出了一个洞。这一幕展示了古往今来的女性投毒者共有的眩晕心理，直截了当地证明了"毒杀"就处在古老咒术的延长线上。

　　据《利特雷辞典》[①]中的条目，"毒"是指"可以通过皮肤、呼吸系统、消化系统进入动物体内，损害器官组织，甚至危及生命，造成突然死亡的物质的总称"。

　　这个定义当然有讨论的余地，不能说在科学上绝对正确。从希腊的迪奥斯科里德斯[②]及古罗马的普林尼[③]至今，不同时代的毒药研究者，留下了从各自角度出发的毒物定义。

　　投毒的方法，也随着时代和地点的不同而具有各自的奇异特征。将粉末状毒药藏在戒指的宝石部分，趁对方不注意撒入饮品中；将液体状毒药涂在针尖上，趁握手时刺

[①]　利特雷辞典，指法国哲学家、语言学家、词典编纂家埃米尔·利特雷（Émile Littré，1801—1881）的巨著《法兰西语大辞典》（*Dictionnaire de la langue française*）。此处沿用本书作者的称呼。
[②]　迪奥斯科里德斯（Pedanius Dioscorides，约40—90），古罗马时期的希腊医生和药理学家，曾当过军医。他用希腊文写成的《药物论》（或译作《药物志》）对约六百种药用植物进行了说明介绍，在之后的一千五百多年中成为药理学的重要教材，并成为现代植物术语的重要来源。
[③]　普林尼（Gaius Plinius Secundus，23或24—79），常被称为老普林尼或大普林尼，其外甥为小普林尼。古罗马作家、博物学者、军人、政治家，以《博物志》（也译作《自然史》）一书留名。

入对方的皮肤；在对方会接触到的卡片、钥匙上，事先涂抹毒药等一系列巧妙的方法，在混乱的文艺复兴时期甚至被当作权谋术数的艺术而普遍存在。

手套、长靴、衬衫，甚至书籍都可以染毒。传说查理五世的儿子——奥地利的唐·胡安（Don Juan de Austria）就因染在内衣上的毒药而死。

蒸气也经常被用于投毒，阿维尼翁教廷的克雷芒七世，就因为吸入火把中的砷散发出的毒气而死。

德意志皇帝[①]亨利七世，以及路易十三的谋士——黎塞留枢机主教[②]，均因弥撒时食用了有毒的圣餐面包而死。或许这些会被视作罕见的事例，但事实并非如此，著名的波吉亚家族的僭主和拜占庭帝国的女皇可都把这种渎神行为当作家常便饭。

甚至还有把毒药藏进灌肠器里的做法，那不勒斯国王康拉德和路易十三就是这样被杀的。他们的直肠黏膜上残留着砷毒[③]。萨德的《恶德的荣光》[④]中就写到一位痴迷

[①]　实际上应该称作神圣罗马帝国皇帝。

[②]　枢机主教，也称作红衣主教，由教宗（即教皇）选拔任命，协助教宗处理重要的事项，并享有选举教宗的权利。

[③]　砷毒，主要是砷的化合物，其中以毒性较大的三氧化二砷（俗称砒霜）较为多见，四硫化四砷（雄黄）、三硫化二砷（雌黄）及砷化氢中毒也较常见。

[④]　本书的法文原书名为 Histoire de Juliette, ou les Prospérités du vice，日文版最早由本书作者翻译，取名"ジュリエット物語あるいは悪徳の栄え"。此处沿用本书作者行文中使用的日语译名。

灌肠的那不勒斯国王，这想必是从历史事件中获得的灵感吧。

根据 19 世纪的毒药研究者弗朗丹（Flandin）的说法，古代埃及法老会将体内涂了毒药的女性作为礼物送给自己的敌人。这些女性因为长期食用微量毒药，已经拥有免疫力。她们和完全不知情的敌人接吻后，对方便必死无疑。亚历山大大帝就曾从印度的统治者那里收到过一位人工培养出有毒体质的美女。

生殖器也是传播毒药的通路。一则有名的传说称，活跃于布匿战争时期的罗马大将卡尔普尔尼乌斯（Calpurnius）就用沾了毒药的指尖爱抚阴蒂，利用妻子杀死了数人。教宗英诺森十世的御医、意大利人保罗·扎克基亚（Paolo Zacchia）的《法医学诸问题》（*Quaestiones medico-legales*，1660）中记载，那不勒斯国王拉迪斯劳（Ladislao）遭仇家设计，"生殖器感染情妇体内的毒药"而惨死。

哪怕只是概览一番欧洲的宫廷历史，也会发现上述这类怪异、猎奇、隐秘的毒药使用法。

法国药学界的鼻祖雷内·法布尔（René Fabre）教授所著《毒药学研究序说》中对投毒者的犯罪动机进行了分类。这个分类很有意思：

家庭纷争 43%

复仇	9%
母亲亲手毒杀幼童	24%
谋财	9%
通奸	10%
恋爱受阻	5%

　　法布尔教授还补充道，投毒者中有 70% 为女性，犯罪地点一般为乡村。当然，这套分类不包括意外事故和自杀。

　　毒杀者中有 70% 为女性，这一重要事实足够引起我们的关注。男性一般不会被这样的杀人方法吸引，甚至在面对敌人时还会避免使用毒杀。从历史上来看，有名的毒杀者也几乎都是女性。中毒后的死亡相对来说比较缓慢，使用毒药的女性经常出身贵族、容貌姣好、举止优雅，而且，她们还拥有才智，因此就给男性带来了更大的恐惧和战栗。

　　针对女性毒杀者的制裁案例不胜枚举，然而其中很多在犯罪史上留下了让人焦躁的谜团。根据 19 世纪末的毒药研究者布鲁阿代尔（Brouardel）的调查结果，虽然毒杀的主要动机大致可以归类为情杀和遗产纠纷，但其实还有很大一部分案件从表面上看不出任何动机，以至于完全无法分类说明。

　　这类犯罪如果不联系到施虐性的快感，或者一时兴起的"犯罪艺术"，就无法解释。满嘴谎言、虚荣心强烈的性冷淡女性所特有的那种冷静、精巧的预谋和病态的残忍，也必然伴随着这样的犯罪。

生活在 17 世纪，在法官面前自白称"我为名誉而杀人"的布兰维利耶侯爵夫人（Marquise de Brinvilliers）就是一个典型。19 世纪时为了快感杀死二十八人的埃莱娜·热加多（Hélène Jégado）案，以及为了一点微薄的保险金就给一百多人投砒毒的范·德·林登（van der Linden）案，皆是人们无法相信由女性所犯的异常案件。（案件详情将在后文展开。）

还有一个有趣的现象是，对毒药怀有特别兴趣以致犯下杀人罪的女性们，反过来又都极力否认一些毒杀之外的小罪，比如诈骗、勒索、盗窃。这大概是虚荣心作祟吧。另外，为了博取同情，她们一般会主张自己受到了迫害，无奈之下才犯下罪行，试图掩盖自己是偏执杀人狂这一事实。她们会在法庭上装作突然激动而不省人事，或者被神经症折磨，以求给法官留下一个无罪的印象。

当然，她们中确实有真正的歇斯底里症患者，以蒙特斯庞夫人（Madame de Montespan）和范·德·林登等为例；也有一时冲动而犯罪的情况，以埃及艳后为例。但毋庸置疑的是，她们中的大部分人确实有精神变态的倾向，诱发了感觉和情绪的错乱：有的完全没有悔恨之意，以小阿格里皮娜（Julia Vipsania Agrippina）和凯瑟琳·德·美第奇（Catherine de Médicis）为例；或者完全不关心判决，以拉·瓦森（La Voisin）和安娜·玛利亚·茨旺齐格（Anna Maria Zwanziger）为例。

确实，让犯罪得以成功的坚强意志和冷静规划，在她们那些优秀的男性合作者身上也可以看到，以尼禄、罗伯特·达图瓦（Robert d'Artois）、钟表匠佩尔（Pel）为例。但即便如此，女性投毒者还是有其独特之处，比如无法抑制说谎癖（mythomania）之类的冲动，以埃莱娜·热加多为例；对撰写回忆录和匿名信件抱有奇妙的热情，以布兰维利耶夫人、拉法热（Lafarge）夫人为例。另外，值得特别说明一番的是，她们中的很多人都是从偷盗这项小罪踏上犯罪之路的，以拉谢尔·杜邦[①]和奥拉明德（Orlamünde）伯爵夫人为例。

萨德在《恶德的荣光》中就描绘了这样一位女主人公——朱莉埃特：

> 我在口袋中放着装有毒药的小盒，还精细地变了装。我从公共步行广场出发，穿过一条又一条街，在抵达卖春屋之前，悠闲地经过了好多地方。我将那不祥的夹心糖果，不加区别地分给了所有的人。尤其是小孩子选中时，我那邪恶的心绪最为激动。借此，我试着确认自己所犯的重大罪行。前几日，不幸落入

[①] 此人在本书的后续章节中并未再次提及。

我残酷陷阱的一家，门口横放着棺材。欢喜的火焰简
直在我的血管中奔流……我不禁觉得自然之神因为
需要我，才让我体会到了如此无法用言语形容的极端
喜悦。

　　留下大量毒药相关文字的作家，除了萨德（《冈日侯
爵夫人》）、大仲马（《基督山伯爵》）以及福楼拜（《包法
利夫人》）以外，还有英国的莎士比亚。有很多评论称他
精通 16 世纪的药学。他在《罗密欧与朱丽叶》中就详细
描写了售卖毒药的药铺；《哈姆雷特》中登场的父亲亡灵
言及那"诅咒人的蛇毒"；《麦克白》里女巫的大锅中盛有
"蝾螈之目青蛙趾"这些在作者的时代很是珍贵的药物；
在《李尔王》和《亨利四世》中都曾准确描写过老鼠药的
毒性。

　　据说最早的毒杀事件，是建造尼尼微城的亚述王尼诺
斯（Ninus）被妻子塞弥拉弥斯（Semiramis）谋杀的故事
（公元前 2 世纪）。塞弥拉弥斯是一位强势的女王，生性奢
侈，兴建了巴比伦的"空中花园"。

　　《圣经》对于毒药的记录很少。或许是因为游牧的犹
太民族对毒药缺乏兴趣吧。在《旧约·申命记》中，有
"怕你们中间有恶根生出毒草和茵陈"[1] 这样的表达；《新

───────────

[1]　本句选自《旧约·申命记》29：18，中文和合本《圣经》译作"又怕
你们中间有恶根生出苦菜和茵陈来"，根据本书的主题和作者的引用意图
有所更改。下句《启示录》原文也引自中文和合本。

约·启示录》第 8 章记载:"烧着的大星好像火把从天上落下来,落在江河的三分之一和众水的泉源上。这星名叫'茵陈'。众水的三分之一变为茵陈,因水变苦,就死了许多人。"由此可见,对当时的他们来说,苦味的植物就是毒药了。

有一则传说,称巴比伦国王尼布甲尼撒突然发疯奔向荒野,四肢着地前行,像牛一样吃草。或许,这就是吃了茵陈的根部而中毒的后果。

相反,波斯一直都有在料理中下毒的故事。根据古希腊历史学家克特西亚斯(Ctesias)的说法,波斯国王阿尔塔薛西斯二世(Artaxerxes II)的母亲帕瑞萨娣丝(Parysatis)想杀死可恨的儿媳斯姐特拉(Stateira),便将一只鸡分为两份,自己吃掉一份,让儿媳吃掉另一份,成功将其毒杀。她用的方法很简单,就是仅在菜刀的一侧涂上毒药。

中近东诸国中,毒药学最发达的当属炼金术的发祥地古埃及。有说法称,图坦卡蒙(Tutankhamun)之所以会不到二十岁就死去,就是因为对他崇拜阿蒙神感到不满的僧侣和军人相互勾结,毒杀了这位法老。如果结合第十八王朝崩溃前的无政府状态,这样的说法也并非毫无根据。

确实,托特神的祭司们掌握着王国内的隐秘势力,也知道通过蒸馏法从水果的果核中提炼"氰化氢"的方法,似乎经常会以此对付暴君或与僧侣阶层意志相悖的君主。

上流阶层又很习惯进行催吐或灌肠，很容易被下毒。

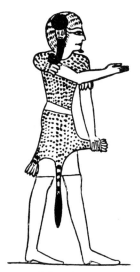

图 2　身穿豹皮的埃及神官

在"梅特涅石碑"（Metternich Stela）和"都灵魔法莎草纸"（Turin Magical Papyrus）这样的埃及相关古文献中，都记载有可以将毒从体内逼出的咒文、诗句，由此我们也可以体会古代埃及人经常被蝎子或毒蛇咬伤的强烈恐惧了。

托勒密王朝还利用罪犯进行毒药实验。他们收集各种毒药，研究哪些方法既能致死又少有痛苦、迅速奏效。然而讽刺的是，被追杀的埃及艳后利用毒蛇是为了自杀。埃及艳后藏在无花果笼底偷运来的是名为"aspis"的剧毒蛇，身长有两码多。

根据伊泽凡人氏的研究，"aspis"这个词"虽然可以用来形容多种毒蛇，但在狭义上专指生活在南欧的 *Vipera aspis*（毒蝰）。这种蛇头部相当扁平，鼻子成尖角，多出没在法国，也分布于地中海附近的黑森林、瑞士以及蒂罗尔（Tirol）地区，栖息在石灰岩山地，冬季会移动到平原"。

这里要特别说明的是在埃及被称为"aspis"的

毒蛇。埃及有耍蛇人，可以用毒蛇来游戏。埃及艳后用来自杀的蛇，一般被认为是栖息在北非地区的 horned viper（角蝰）。它的学名为"*Cerastes cornutus*"，喜欢沙漠。它会将自己的眼睛、富有特征的角、鼻孔留在外面，其余全部藏于沙中。角蝰含有剧毒，身长一般为 30 英寸。（摘自伊泽凡人的科学随笔《毒》）

埃及艳后让蛇咬了自己的乳房后，穿着女王的法老礼服死在了金色的宝座上。还有一种说法称，她有一只插入头发的中空饰品是毒药容器，可用于非常时期。（纽伦堡审判的战犯赫尔曼·戈林缝在腹部皮肤下的玻璃胶囊或许就是类似的物件。）

在古希腊和罗马文学作品中，动物变身的奇谈非常多。在荷马的《奥德赛》中出场的女巫喀耳刻，或许也可以视为投毒者。在喀耳刻的宅邸旁，围绕着被魔药变为狼和狮子的恋人们。（这里和镜花的《高野圣僧》也有几分相似。）奥德修斯的伙伴们也被施了魔药、灌了酒，变成了猪。

但是智慧之神赫尔墨斯以美丽少年的身姿显现，告诉了奥德修斯对付女巫的方法，"从地上拔起黑色草根乳白色花朵的植物'Mōly'，它可以解除魔法"。但这个所谓的"Mōly"，究竟是什么植物呢？是毛茛属中被认为对精

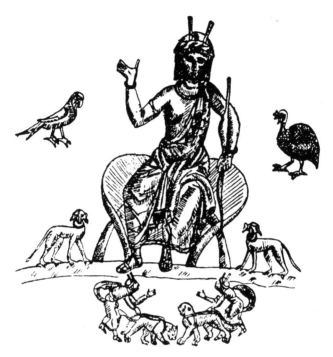

图 3　女巫喀耳刻和奥德修斯的伙伴们

神错乱很有效果的嚏根草（Helleborus）①吗？还是采摘时
会发出宛如人类惨叫般声音的曼德拉草呢？还是说，它和
伊阿宋为了让守护金羊毛的科尔基斯神龙昏睡而使用的草
药猪笼草（Nepenthes）一样呢？……

　　我们还从欧里庇得斯的《美狄亚》和索福克勒斯的

——————————————

① 　嚏根草属于毛茛科，而非毛茛属。

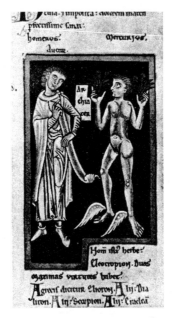

图 4　赫尔墨斯递给荷马草药[②]。
选自 13 世纪草药书

《特拉基斯少女》这类呈现惨烈毒杀的悲剧中了解到，希
腊人不仅在神话中接触毒药，在现实生活中也具备各种毒
药和魔药知识。

　　事实上，当时根本就是江湖医生和药物横行的时代，
所以著名的《希波克拉底誓词》中才会给出如下警告：

---

① 原文为"薬草エレクトロピン"。

　　我不得将有害的药品给予他人，也不指导他人
服用有害药品，更不答应他人使用有害药物的请求。
尤其不施与妇女堕胎的栓剂。

　　喜欢享乐的希腊人，应该也知道鸦片的存在。公
元前 2 世纪的语法学家尼坎德（Nicander）在他的作品
《毒兽、毒蛇等咬伤治疗法》（*Theriaca*）及《解毒法》
（*Alexipharmaca*）中提到过两种毒药。他在其中写道：

　　　　喝下混有婴粟汁的饮料，会陷入深沉的睡眠。
手脚会逐渐变冷，眼皮滞重，全身发汗。同时，脸色
苍白，嘴唇肿胀，下颚韧带松弛，指甲失去血色。眼
眶凹陷如同行将就木之人。见到此番情状，不用惊
慌。让病人喝下蜂蜜与酒精混合而成的温热饮料，并
剧烈摇晃其身体，病人转眼间就会将毒药吐出。

　　古希腊人也已经知道毒参（*Conium maculatum*）的效
果。因为它有引起痉挛和麻醉两种效果，能让人在平静的
状态下赴死，所以经常用于自杀或执行死刑。雅典演说家
德摩斯梯尼（Demosthenes）所使用的，和苏格拉底从狱
卒手中接过的，都是毒参。毒参大量生长在沼泽边，也很
容易研磨，所以经常被城邦政府用来执行死刑。
　　这场"哲学家之死"，经由柏拉图的笔流传了下来：

他走着走着，后来他说腿重了，就脸朝天躺下，因为陪侍着他的人叫他这样躺的。掌管他毒药的那人双手按着他，过一会儿又观察他的脚和腿，然后又使劲捏他的脚，问有没有感觉；他说"没有"；然后又捏他的大腿，一路捏上去，让我们知道他正渐渐僵冷。那人再又摸摸他，说冷到心脏，他就去了。[①]

毒参对人体施加的缓慢效果，真的被上述文字正确而富有戏剧性地记录下来了吗？

从柏拉图的描写来看，苏格拉底几乎没有承受肉体的痛苦。最后他还与克力同搭话，在克力同回话之后，他就没有回应了。死的瞬间只被描述为"过一会儿他动了一下，陪侍他的人揭开他脸上盖的东西，他的眼睛已经定了"。

最后，我想介绍古希腊人用动物腐坏的血做毒药的例子。

如果我们相信普鲁塔克的说法，那么萨拉米斯战役的胜利者地米斯托克利（Themistocles）就是饮牛血自杀的。若结合后世在化学上的发现——有机体中的生物碱在腐烂后会形成尸毒——那么这位希腊英雄的死法就未必只是个传说了。

---

① 本章中与苏格拉底相关的译文皆选自《斐多——柏拉图对话录之一》，柏拉图著，杨绛译，辽宁人民出版社，2000 年。

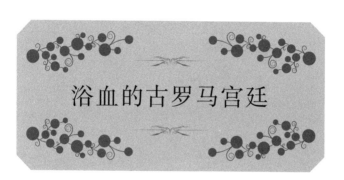

浴血的古罗马宫廷

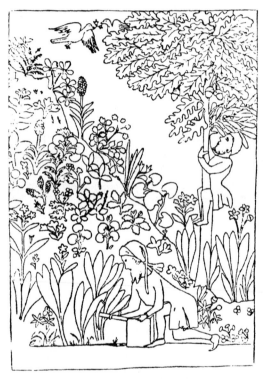

图 5　植物采集图。
选自 15 世纪手抄本

从东方、古埃及以及西欧传到古罗马宫廷的毒药，第一次找到了自己可以大为活跃的绝佳舞台。不只是宫廷，在罗马城的广场和十字路口，也随处可见售卖可疑媚药的香料师、商人、江湖医生，还有色萨利的占梦师。他们似乎觉得可以来此诓骗罗马城里深陷迷信的民众，便从四面八方云集而来。

　　传说中，古罗马的第一位君主（公元前 8 世纪）是罗慕路斯。根据普鲁塔克《希腊罗马名人传》的记载，他制定的第一部律法中规定"丈夫有权力逐出投毒、暗中交换子女、伪造钥匙、通奸的妻子"。要说这部法律还真是温吞，毕竟无论是多好的丈夫，都不可能和投毒的妻子继续生活吧。

　　在这之后，古罗马又出台了《十二铜表法》（公元前454），其中规定染指毒药、巫术者将判处重罚。到了公元前 82 年，当时的执政官苏拉（Sulla）制定了《科尔内利法》（*Lex Cornelia*），其中追加的法条规定"对使用毒参、蝾螈、乌头、曼德拉草、斑蝥（cantharis）粉末者，将处以流放和没收财产的惩罚"。一直以来，毒药都可以通过医生自由买卖，所以自杀者和杀人者经常会去麻烦他们。

如果读了大名鼎鼎的西塞罗在苏拉的法律出台后不久写成的那篇《为克伦提乌辩护》（公元前66），就可以对古罗马社会阴暗的家庭关系以及黑心医师在其中扮演的危险角色了如指掌。因为这起事件作为一桩发生在古代的刑事诉讼案非常有趣，我想在下文略加介绍。①

故事是说，在第一桩婚姻中诞下一女一子后成为寡妇的莎昔娅竟然爱上了自己的女婿，将他从自己女儿手中夺走，并最终结婚。但就在这个当口，这个欲火中烧的妇人又变了心，与有前科的奥庇安尼库有染，教唆他毒杀了她当时的丈夫，也就是之前的女婿。于是，这位莎昔娅迎来了自己的第三次婚姻。此时，新一任丈夫奥庇安尼库的家人成了这桩婚姻的阻碍，她塞钱给两个江湖医生，将其一家人也都杀了。被害的有奥庇安尼库两个年幼的儿子、岳母、两位内弟，以及尚在怀孕中的弟妹，共六人。

① 与本篇辩护文有关的标题名和人名翻译，参考《西塞罗全集·演说词卷（上）》，西塞罗著，王晓朝译，人民文学出版社，2008 年。涩泽龙彦在此节中对案件相关情况的概述，与西塞罗辩护辞中所讲述的有出入。

　　回过头来我们还记得，莎昔娅在第一桩婚姻中拥有一个儿子。这就是克伦提乌。他目睹了母亲如此淫乱疯狂的生活后，总觉得自己有一天也会被杀掉，于是将收受金钱的黑心医师与母亲一同告上了法庭。后来，继父奥庇安尼库因为前科被判处流放，惊慌的莎昔娅居然又买通一位药剂师去毒杀流放中的恋人。这是她栽赃儿子的计谋。毒害未成，奥庇安尼库的儿子小奥庇安尼库就认定凶手是克伦提乌，将他告上了法庭。这正中莎昔娅下怀。西塞罗为证明克伦提乌的清白而担任了辩护人。依靠西塞罗堂堂正正的辩护，克伦提乌最终胜诉……

　　这是多么令人伤感又恐怖的故事啊。它也证明了即使是在《科尔内利法》颁布之后，罗马城内使用毒药的风气依然没有停息。所以，恺撒在之后颁布的《尤利亚法》（ *Lex Julia* ）中，不得不规定对投毒犯判处比一般杀人犯更重的刑罚。注重实用性的罗马人，会在执法时越度。

　　恺撒之后，世风更加颓废，历代皇帝都将毒药作为政治武器之一来使用。当时，杀手简直成为罗马城的"名产"。从平民区苏布拉（Suburra）到台伯河入海口奥斯蒂亚城（Ostia），甚至连库柏勒神庙内都仿佛游动着杀手们不祥的黑色身影。在古罗马七大山丘之一的埃斯奎利诺山（Esquilinus）的墓地，则每晚举行杀手同行的秘密集会。

　　当时有传言说，名为康迪娅和萨加娜的女巫姐妹经常出现在这个墓地，她们会偷走儿童的骸骨，将骨髓当作媚药的原料。这主要是因为两人懂得使用尸毒的方法。贺拉斯在《长短句集》（*Epode*）第五篇中写道：

> 康迪娅先用小蝰蛇缠好她的头发
>
> 和未梳过的脑袋，然后下令，从坟头拔起野生
> 的无花果树以及
>
> 用于葬礼的柏树，还要
>
> 鸡蛋（抹上恶心蟾蜍的血）和来自
> 夜晚猫头鹰的一些羽毛，
>
> 此外还有从伊奥科斯和盛产毒药的
> 伊贝利亚运来的花草，
>
> 从饿狗嘴里抢来的骨头，全部交托
> 科尔基斯的火焰焚烧。①

由此可见，在当时的罗马城，女巫恐怖而不祥的名声是多么地广为人知。

接下来，我会介绍一位绝对可称为"古代毒药研究第一人"的神奇人物。那就是能载入史册、与古罗马对战过的本都（Pontus，位于黑海南岸的国家）国王米特拉达梯

---

① 参见《贺拉斯诗全集》，李永毅译，中国青年出版社，2017 年。涩泽龙彦原文作："醜い顔したカニディアは / 額に蛇りつけ / ヒキガエルの血に染んだ卵に / 地獄の鳥の羽根をば混ぜる / またイオルコスの町に産する毒薬に / 不潔な牝犬の骨をば混ぜる……"

六世（Mithridates Ⅵ Eupator）。

这位国王在宫廷的阴谋漩涡中长大成人后，召集巴比伦和斯基泰的医学家，将全部精力投入到毒药研究中，终于成为这一领域的权威。甚至如今他的名字"Mithridates"已经成为一个表示"解毒剂"的普通名词。

帕加马等小亚细亚王国的君主们从很早以前就配备了试毒的奴隶，对方尝过饭菜后安然无恙，自己才会享用。米特拉达梯六世的侧近，当然也会安排这样的奴隶。这位更为残暴的国王还会用死刑犯来做毒药实验，自己也会做防毒练习。长此以往，便拥有了免疫性体质。据说，当他败给古罗马的庞培，失去城邦而不得不自杀时，服用毒药完全无效，最后只能让身边的奴隶将自己杀死。

根据博物学家普林尼的记载，米特拉达梯六世"会将本都地区鸭子的血混入解毒剂"，这样做是因为"鸭子经常吃有毒的鱼类和虫类"。这恐怕是历史上最早的血清疗法，从学术上来说也应该给予足够的重视。

从米特拉达梯六世的遗物中发现的解毒剂秘方，由庞培带回了古罗马，被语法学家勒纽斯（Leneus）翻译成拉丁文，又被尼禄的御医达莫克拉底（Damocrates）等人不断改良。这一解毒剂配方一直流传到中世纪，可以说是解毒药物的源头。

大仲马《基督山伯爵》的"毒药学"一章中，就有检察长维尔福的夫人长期少量饮毒当作免疫练习的桥段。也就是练习哪怕和敌人一起服毒，毒药也对自己无效的能力。这个剧情插曲应该是从米特拉达梯六世那里得到的灵感吧。

下面，让视线再次回到古罗马宫廷。

我们无法确认，靠庞培传到古罗马的"米特拉达梯解药"秘方，与围绕尤里乌斯家族发生的一系列阴险的连续杀人案之间，究竟有没有直接关系。但至少可以对事情的经过略加陈述。

罗马帝国的第二代皇帝提比略刚一获得权力就开始计划除掉侄子日耳曼尼库斯（Germanicus）。根据历史学家苏维托尼乌斯（Suetonius）的记载，日耳曼尼库斯在亚美尼亚和卡帕多西亚立下赫赫战功后，于三十四岁壮年死在了安条克的军队里，"死因是疑似中毒的衰弱死"。根据另一位历史学家塔西佗的记载，是叙利亚总督皮索（Gnaeus Calpurnius Piso）奉提比略之命，向日耳曼尼库斯下了慢性毒药。

皮索本来就很嫉妒日耳曼尼库斯的名望，他不放心毒药的威力，便使用了向地狱之神祈愿的古老巫术道具"诅咒板"（defixionum tabellae），和贪婪的妻子普朗奇娜（Plancina）一起将对方的名字刻在了长方形的铅板上。

塔西佗还写道，人们在皮索的家中"找到了从墓地挖出的满是血污的碎尸，还有刻着日耳曼尼库斯名字的铅板、符咒、魔法文书"。（《编年史》）

　　而另一方，苏维托尼乌斯对日耳曼尼库斯之死的记载如下："他口中吐出白沫，尸体泛着乌黑的斑点。尤其是火葬时人们发现他的心脏竟是完好的。当时的人们普遍相信，被毒药侵蚀的心脏可以抵挡大火。"（《罗马十二帝王传》）

　　听说在侄子的葬礼上，提比略表情淡然，甚至如同一直期待着这样的结果一般。之后又有一则传言，称日耳曼尼库斯的儿子卡利古拉为了替父报仇，向提比略投了慢性毒药，但后来等不及毒发，就在皇帝引退卡普里岛的时候用被褥将其捂死了。

　　不过，这位卡利古拉最后的命运，也是被妻子卡桑尼娅喂了媚药而丢了半条命后被侍卫杀死的。

　　卡利古拉憎恨角斗士阶层。有一次，当一位名叫"哥伦巴斯"（意为"鸽子"）的人赢得了胜利却轻微受伤，卡利古拉给了他致命的毒药去疗伤，后来角斗士就死了。为了纪念此一事件，他还将这种毒药命名为"鸽药"。

　　接替这位残暴皇帝的，是禁卫军拥护的愚君克劳狄。他被自己两个好色的妻子以及谄媚的医师玩弄，是个懦弱的皇帝，医师们还让他整天都带着睡帽。这位充当可悲傀儡的老人，最终也只是一个阴谋的牺牲品。

　　原本按照顺序，应该由皇帝的第一任皇后美撒里娜（Messalina）所生的儿子不列塔尼库斯（Britannicus）继承王位，但最后尼禄却成了新一任罗马皇帝。尼禄的母

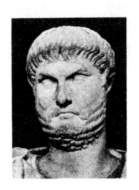

二十岁时胡须茂密的青年时期
（不列塔尼库斯尚未出生）

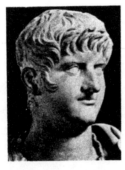

发福的中年时期
（五十九岁剃掉了胡须）

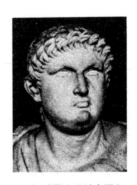

晚年时期（眼神空洞）

图 6　三幅尼禄像

亲、克劳狄的第二任妻子小阿格里皮娜，在著名的女毒药师洛库斯塔（Locusta）的帮助下杀死了克劳狄。

克劳狄非常喜欢吃蘑菇，于是小阿格里皮娜为他准备了蘑菇菜肴。但另一个说法称，平时为皇帝试毒的奴隶哈洛图斯（Halotus）在卡比托利欧山（Capitolium）举行的野外宴会上，将采摘的蘑菇混入了皇帝的菜肴。

根据塔西佗的《编年史》，皇后小阿格里皮娜的情人、出生在科斯岛的医生色诺芬（Xenophon）也加入了这一阴谋。[①] 当皇帝已经中毒而气闷胸痛时，这位医生以催吐为借口，将沾着烈性毒药的羽毛管插入了他的喉咙。

尼禄得偿所愿，在他的登基仪式上留下了"蘑菇是神的食物"这句流传后世的名言。

那么，下一个牺牲者是谁呢？尼禄忌惮自己贪婪的母亲，又对自己同父异母的兄弟不列塔尼库斯燃起嫉妒之心，并最终痛下杀手。

好不容易长到十五岁的不列塔尼库斯一直被癫痫所困，时不时会失去意识。所以就算他被毒杀，人们也会联想到是旧疾发作。然而，真的是这样吗？

著名的女毒药师洛库斯塔在其中扮演了藏于暗处的角色。她平时被关押在亲卫队队长看守的牢房里，但一旦有阴谋策动，她就能获得自由之身参与密谈。这次的事件，

---

① 根据《编年史》记载，小阿格里皮娜公开的情人是帕拉斯（Pallas），而色诺芬只是克劳狄的御医，在计划的最后才加入。

就是在她的指导下，利用山羊羔、野猪崽以及奴隶，经过多次试验调制出了犹如电击一般的烈性毒药。最后将成果放入那死亡之杯的，则是一个叫纳尔奇苏斯（Narcissus）的人。

这个兄弟相残的故事后来被法国古典剧作家拉辛精彩地改编。[①] 该剧在"文学座"剧团[②] 也上演过，所以知道的人应该不少吧。

根据塔西佗的记载，汤在奴隶试毒之后被端给了不列塔尼库斯，但他因为嫌太烫而暂且退给了奴隶。毒药就是在这个间隙撒进去的。这种烈性毒药让不列塔尼库斯连一句话都没有说出口，就在一瞬间闷声死去了。

在场的所有人都震惊不已，随后开始观察尼禄的反应。而尼禄则面无表情地说："是癫痫发作吧。这家伙从小就有这个毛病啊，但是以前都会自己好起来。"

而另一方面，虽然小阿格里皮娜努力想保持镇定，但脸上的恐惧和茫然证明了她对这件事毫不知情。也就是一瞬而已，宴会又恢复了热闹。

这一晚，不列塔尼库斯就这样死了。因为葬礼已经提前准备好，所以就算是下暴雨，也还是将他匆忙埋葬了。这是场犯罪，对世人来说也就明明白白了。

---

① 剧名为《不列塔尼库斯》，曾译为《勃里塔古斯》，可参见《拉辛戏剧选》，上海译文出版社，1985年。
② "文学座"剧团，1937年9月成立于东京的话剧团，奉行艺术至上主义。

尼禄身边和这起事件有关的宠臣们，简直像沾染上了不祥一般，都在不久后相继迎来了死亡。

尼禄的意志在那之后越发堕落。纳尔奇苏斯、帕拉斯、多律弗路斯（Dory-phoros）、布路斯（Burrus）都死在了他的手上。最后，就连帮尼禄推翻了皮索派，助他登上王位的哲学家塞内加都被赐死，饮下了毒参。

只剩毒妇小阿格里皮娜一人了。尼禄面对母亲的辅佐倍感焦躁，只要有机会就想将其杀掉。但若像杀害不

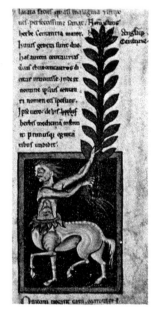

图7　手握百金花（Centaurium，龙胆科的一属）的半人马。选自13世纪草药书

列塔尼库斯那样也使用毒药，恐怕很容易被对方识破，到时候会很棘手。于是计划让她乘坐的小船被风浪卷走，可惜失败了。

小阿格里皮娜最后是被尼禄派来的百夫长刺死的。听说在被杀的关头，她还冲着杀手喊："刺吧，刺向我的肚子吧。"或许，在人生即将结束的瞬间，她希望惩罚自己这生出残暴君主的肚子吧……

精通毒药的洛库斯塔在尼禄的宫廷为所欲为，甚至召集弟子、传授秘术，但在伽尔巴（Galba）即位后被判处了死刑。她死后，上述那样的连续杀人事件突然绝迹。

古代的药学中经常显现神话传说的踪影，比如普林尼也会对建立在奇妙幻想之上的动物毒药学深信不疑，这很有趣。普林尼相信海里有一种名为"海兔"的珍奇动物，虽然雌海兔有毒，但雄海兔却是解药。

还有一个有趣的现象。赫卡忒（Hecate，掌管生育和冥府的女神）和美狄亚（科尔基斯地区的魔女）使用的植物，原封不动地出现在欧利巴修斯（Oribasius，4 世纪）和盖伦（Galenus，2 世纪）等希腊医生的处方中。

不论是罗马还是希腊，水银的毒性都已经为人所知。迪奥斯科里德斯就曾为了避免矿工受水银挥发物的毒害，劝其使用专门的面罩。而矿物的毒性，就连领受德尔斐阿波罗神谕的巫女也一清二楚。

根据古代作家埃里亚努斯（Aelianus，3 世纪）及奥维德等人的记载，斯基泰的士兵习惯于在弓箭上涂抹毒蛇的胆汁或血液。所谓"斯基泰"，是指欧洲东北部靠近亚洲的边境地区。

如此看来，除了较为近代的发现，自古代到 19 世纪中叶为止这一漫长的古典毒药时期所使用的药物，主要分为三类：动物、植物、矿物。

动物性毒药中最为人所知的，就是牛和蟾蜍的血形成的尸毒。其次则是蝮蛇、蝾螈，以及斑蝥粉末和吉丁虫粉末。其中，昆虫的粉末虽然伴有让人呕吐的刺激性恶臭，还会引起排尿时的剧痛，但同时也成为追求持续勃起和过度淫乐的人们屡屡使用的催情药。

根据普林尼的说法，小加图[①]在竞拍塞浦路斯的财产时，曾斥巨资拍下斑蝥，以至于得

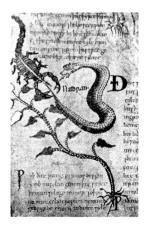

图 8　蝎子与毒蛇之战，旁边的是紫草科植物。选自 11 世纪草药书

到了"毒药商人"的奇名。18 世纪的萨德侯爵也曾给自己的妓女情妇使用斑蝥粉末。

植物性毒药的种类是最多的，但毒性一般不太猛烈。只有毒参、毛地黄[②]，以及某些蘑菇是例外。至于秋水仙（*Colchicum autumnale*）、大戟（*Euphorbia pekinensis*）、曼陀罗（*Datura stramonium*）、颠茄等，就算吃了也不至于

---

① 小加图，全名为马尔库斯·波尔基乌斯·加图·乌地森西斯（Marcus Porcius Cato Uticensis，公元前 95—前 46），罗马共和国末期的政治家和演说家，斯多葛学派的追随者。称其为小加图是为了区别于他的曾祖父老加图。
② 本书中的"毛地黄"（又称洋地黄）大多表示毛地黄属（*Disitalis*）的统称，不特指毛地黄（*Distialis purpurea*）这一种植物。

丧命。

一般认为，这些有毒植物是作为矿物性毒药毒性的补充而使用的。

根据迪奥斯科里德斯的说法，火山地区产出的雄黄、雌黄 ① 等矿物毒药，会对人体造成内脏腐蚀等严重的伤害。这两种毒药是自然形成的硫化砷，前者为红色，后者为黄色，一般会和铅、朱砂、水银、铅白等混合使用。

古代的毒药秘方，就算不说是完全保密，也会在流传中变得极为暧昧不明。所以，如今已经不可能知道"米特拉达梯解药"的正确配方，也不可能知道毒杀不列塔尼库斯的药物之真身了。

关于后者，19 世纪末的卡巴内斯（Augustin Cabanès）博士推断是铅和水银的混合物，另一位 19 世纪末的植物学家爱德华-让·吉尔贝（Édouard-Jean Gilbert）推测是桃花煎煮后的物质。《利特雷辞典》则记载可能是氰化氢。

这些毒药全都可以在自然状态下大量产出，轻易能入手，买卖也毫无限制。

虽然在希腊，毒参的售卖由国家管理，但罗马的贵妇人可以暗中从隐秘的药店买到毒药的原料。她们毫不审慎，连一点法律上的顾虑都没有。这主要是因为当时没有法医学，无法对尸体进行解剖。毋宁说，受害者的家人看

---

① 日文中将雄黄（As_4S_4）称作鸡冠石，将雌黄（As_2S_3）称作雄黄，本书中均翻译为中文名称。

到尸体泛出瘆人的铅色斑点，还会更急切地将遗骸焚烧。

其实古代所知的解毒方法，直到很晚近的时候仍在施行。有钱人会将宝石磨成粉，混入上等的葡萄酒中，仿效智慧的米特拉达梯，饮用本都地区鸭子的血。如果没有如此奢侈的条件，那么可以遵从迪奥斯科里德斯、埃提乌斯（Aetius，5世纪的希腊医生）、尼坎德等人的建议——沐浴后喝下一杯蜂蜜酒。

总之，解药的制作手法，说起来也可称为"简陋"。将毒蛇的头尾砍掉，只煮蛇肉，再将面包屑和香料混进去，捣成粉末，加入克里特岛所产的酒，最后加入阿提卡产的蜂蜜，就算完成了。

尼禄的御医、希腊人安德罗马彻斯（Andromachus）发明的这套特效药配方，皇后小阿格里皮娜就很爱用。另一种说法称，它是盖伦专为马可·奥勒留制作的。

这套配方不仅对毒药有效，据说还能治疗性无能，对鼠疫等各种病症都有奇效，所以在中世纪非常流行，一直到19世纪中叶还在乡村地区流传着。

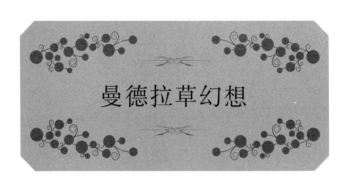

曼德拉草幻想

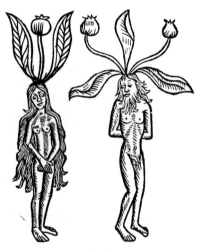

图 9　曼德拉草的象征画

在中世纪，掀起了一股可称为"毒药大众化"的浪潮。这个说法来自《女巫》(*La Sorcière*)的作者米什莱。虽然，将罗马帝国衰落到拜占庭帝国灭亡（1453）中间这黑暗的一千年完全简单笼统地概括不一定恰当，但毕竟文献稀缺，事实究竟如何谁也不知道。只能说当时的基督教神学家、神秘论者都为魔法师盖上了神秘的面纱，他们确实掌握了足以让现代医学萌芽的自然之秘密。

被称为"魔法师"的一类人，其实是无法融入世俗的社会零余者，他们一直都对封建贵族及神职人员怀有妒恨。他们会离开隐居之地，去荒野采摘圆叶白英（*Solanum maximowiczii Koidz*，茄科植物）、龙葵（*Solanum nigrum*，含有生物碱的茄科毒草）、颠茄、天仙子等毒草，制成奇异的毒药和媚药，最后卖给想要复仇的犯罪者。米什莱的书中记录了很多这样的故事。

　　总之，在那个魔法师、医生、毒药剂师甚至还没有明确界限的时代，大部分人都坚信女巫散发的恶臭与"沐浴在太阳的炙烤中、在毒草内部培育而成"（格雷斯）的催眠液的气味很相似。

　　中世纪的巫师通过售卖堕胎药、媚药，以及教授诅咒秘术等方法，深入地参与进了贫民的生活中。他们已经与过往时代主要参与政治事件、王室争端的毒药剂师美狄亚、巫女洛库斯塔不同。

　　不过，中世纪之所以会发生米什莱所说的"毒药大众化"现象，并非仅仅因为魔法师和巫师。比如，雅各布斯·德·佛拉金（Jacobus de Voragine）于 13 世纪著成的圣人传《黄金传说》（*Legenda aurea*）中就生动地记载了发生在修道院中的毒杀未遂事件。

　　那是一桩发生在 6 世纪的案件。一座意大利修道院的院长死后，德高望重的圣本笃（Saint Benedict of Nursia）受邀接任，但他执行院规非常严苛，导致对此不满的修士集结起来在他的葡萄酒中下了毒。

　　但是，当院长在进食前抬手画十字的时候，装有毒酒的容器竟如摔碎在石头上一般裂开了。这让圣本笃察觉了，于是他对众人宣布：

　　"各位，天主这是在原谅你们所做之事。我指定的戒律不合诸位的心意吧。那么，诸位请追随喜欢的院长吧。这样一来，我也不必再与诸位一起了……"

　　虽然这个故事是一种"神圣显现"，但反过来也说明了哪怕是再德高望重的圣人，也免不了毒杀的威胁。一个乡村修道院的修士都可以轻易获得毒药，不难推论当时的贵族和当权者会如何熟练地操纵毒药。暧昧不明的中世纪史上，记载了很多国王怪异、离奇的死亡，要说他们真正的死因是毒杀，恐怕也不是全无根据。

　　比如，中世纪让民众备受压迫、在史诗《尼伯龙根之歌》中也登场过、以恐怖之名留世的匈奴王阿提拉（Attila），最后就是死在自己年轻妻子的怀中。但他被某人毒杀的观点似乎更符合故事的逻辑。

　　能够与巫师齐名、担得起中世纪毒药学权威之名的，还要数漂泊在整个中东到欧洲地区的犹太人。比如秃头查理（查理二世）的御医谢德基亚（Sedecias）就是犹太人，他因给了国王剂量足以致死的毒药而被同时代的人责难。

　　犹太人使用毒药的历史很长，同时，预防毒药、察觉投毒的方法也有很多。伊本·鲁世德（Ibn Rushd）①的弟子大学者迈蒙尼德（Maimonides，12世纪）也是犹太人，他的毒药学著作中提到，解毒剂中应有母鸡粪便、凝乳剂、蒜末、雏鸭、硝石等。他还提到，如果被毒蛇咬伤，

① 伊本·路世德，即阿威罗伊（Averroes，1126—1198），中世纪阿拉伯著名哲学家、教法学家、医学家。伊斯兰世界中亚里士多德学派的主要代表人物之一。

将祖母绿放在上腹部即可解毒。这完全是那个时代迷信和巫术的体现。迈蒙尼德二十五岁时，成为击败了十字军的苏丹萨拉丁（Saladin）的御医，在很长一段时间内奉命制造解毒剂。

在中世纪，与犹太人、巫师一起组成了"恶魔三位一体"的另一个群体是麻风病人。

1321年春天，腓力五世治下的法国流感肆虐，在普瓦图、阿图瓦、阿基坦，有很多人被夺去生命。当时的社会认为，传染病的流行源自恶魔捣鬼。由于犹太人和麻风病人一直都被视为恶魔的朋友，所以人们就认定流感大爆发是因为这些社会底层群体在各处水井和泉水投毒，毫无根据地仇恨他们。

有学者主张，医学和药学之所以会在13、14世纪得到大力普及，就是因为这段时间在整个欧洲蔓延的传染病。麻风病、麦角中毒（被称作"圣安东尼之火"）以及鼠疫是当时最重要的几种传染病。梅毒的流行则要再晚一个世纪。

据说当时的麻风病人全身包裹着白布，盖着头巾遮掩面容，手中拿着被称为"乞食铃"的铃铛，犹如行尸走肉一般漫无目的地在各国流浪。人们如果听到铃声就会慌忙躲开他们。

但是鼠疫和麻风病与毒药并没有直接关系，所以我在这里不再展开。

法国卡佩王朝中，有好几位国王都被怀疑死于奇怪的毒杀。比如路易五世和路易十世。还有传言称，以贤良著称的王后——卡斯蒂利亚的布兰卡（Blanche de Castille）受其情人香槟伯爵蒂博（Thibaud）的教唆，毒杀了路易八世。

因为王室中充满了不安与怀疑的滞重氛围，宫廷内的饮食也极为慎重。正如东方的君王会在身旁安排尝毒的奴隶，这里则有饮食总管监视着国王和王储的饮食，并在王室进食前少量试吃。用水晶和贵金属制作的餐具也要锁起来严密保管，交由值得信赖的饮食总管一个一个点数。精细研磨后的盐因为看起来和砷毒很像，所以更要严加管理。

但饮食总管也有可能被敌人收买，所以并不能完全信任。不仅世俗的国王，就连宗教世界的罗马教宗也会对毒药非常神经质，还在弥撒时非常警戒地看着试吃圣餐、管理圣器的神职人员。因此，找寻防毒的良方，一直是这个世界所有掌权者长期关心的事业。

诗人和最初的旅行家不仅记录了解毒剂，还像科普毒药的存在一样，带着个人幻想记录了动物性毒药和矿物性毒药，这引起了同时代民众的强烈关心。塞维利亚的圣依西多禄（San Isidoro de Sevilla）、马博多斯（Marbodus）、大阿尔伯特（Albertus Magnus）、博韦的樊尚（Vincent de Beauvais）等学者则进一步巩固了这种信仰，在 13 世纪以后开辟了一条向着"宝石志""动物志"前进的荣耀之路。玛瑙、血石、红玉髓、红缟玛瑙等宝石，因为有治疗疾病的效果，所以很受珍视。同时，与宝石有关的一种神秘象征主义学说在中世纪诞生了。

当时的人们相信，紫水晶、珊瑚、蟾蜍石（被当作远古动物化石的蟾蜍头部提取物）等如果放置在有毒的泉水旁，就会变色。他们还相信，龙粪石（从龙的胃中长出的自然结石）以及蛇纹石也有同样的功能。不过龙粪石这样的石头在现实中是不存在的，它们只存在于爱幻想的诗人和天真的学者的头脑中。

独角兽的角也作为解毒剂的一种，在宫廷内大受珍视。这也是空想出来的神话动物，实际上所用的"角"来自一种像海豚的鲸目动物——一角鲸[1]。这种海洋哺乳动物的牙在中药中用作解毒剂，但在西方，人们相信如果

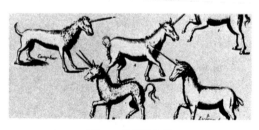

图 10　各种独角兽

---

① 一角鲸科（*Monodontidae*）属偶蹄目、鲸下目。

把它放在毒药旁，其表面就会凝结出湿气。听说为了得到这种牙的一部分，甚至有不少富有的贵族将领地售卖或抵押。卡佩王室将"独角兽"的牙永久地保存在圣但尼圣殿。

被称为"蛇舌"的一种护身符也因为传说能解毒而在中世纪大受欢迎。它其实是鲨鱼的舌头。14世纪著名的旅行家约翰·曼德维尔（John Mandeville）在《宝石志》中称，它靠近毒药时会变色，不善言辞的人如果随身携带它，还能变得能言善辩。16世纪的金银细工师会接到贵族的委托，后者为了测出盐罐中的毒，想在鲨鱼的舌头镶嵌宝石后携带。

对神秘学和炼金术颇感兴趣的阿维尼翁教宗若望二十二世，是一个固执地深信"蛇舌"和宝石功效的迷信之人。他实在是个怪异的教宗，将反对教廷对阿尔比派处置的方济各修士贝尔纳·德利西厄（Bernard Délicieux）投入监狱，追杀诗人但丁，烧毁比拉诺瓦的炼金术士阿诺德（Arnaldus de Villa Nova）的著作，总之对文化人的迫害从未停手。

当外甥猝死时，他还把卡奥尔的主教于格·热罗（Hugues Geránd）告到了法庭，将他一点一点活剥皮后烧死。告发的理由是对方诅咒了自己的外甥。这位教宗深信有不少巫师在暗地里诅咒自己。

正是因为他的被害妄想症，当法国国王腓力五世送给

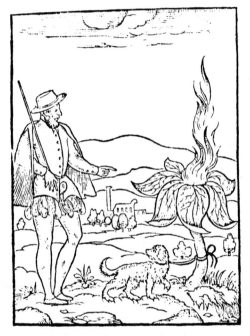

图 11　采摘曼德拉草的方法

直接采摘曼德拉草的人会当场死亡。所以人们在采
摘前，会在它的根部系上绳子，将绳子另一端系在
狗身上，用肉引诱狗将植物拔出。拔出后曼德拉
草会发出尖叫，狗则会闷声而死。选自皮埃尔·博
艾斯蒂奥（Pierre Boaistuau）著《不可思议物语》
（*Histoire prodigieuse*）

他两条"蛇舌"当作新年礼物时，这位教宗欢欣雀跃。其中一条被他镶上了红宝石、绿宝石和珍珠，分成了六串用黄金加工。另一条分成了十一串用白银加工。

不过，更让他高兴的是1317年从贝阿恩公爵夫人那里借来的一把"蛇角"柄的刀。虽然称作"蛇角"，但其实是犀牛的角，当然这也是一种防毒的护身符。交接物品的仪式非常严肃，而且要写正式的借据。在接下来的十多年里，若望二十二世都将这把刀当作自己的所有物保管在手边，直到1331年公爵夫人的遗族要求归还，他才无奈地放手……

中世纪的人如此热心地想要寻找护身符、圣羊皮纸（犹太人包在自己的左腕及额头、上书有《希伯来圣经》语句的羊皮纸）、解毒剂的心理，说到底，只是源自当时人类的天真以及对死亡的恐惧。连罗马教宗都能如此深陷迷信，确实让人觉得不可思议。但由此也可以想象，当时的平民该有多么迷茫。重要的是，对支配中世纪人们精神的类比式（analogical）象征主义来说，毒药和巫术是不可分割的。

可是，查阅了数量有限的当时文献，几乎都没有找到这些解毒剂、护身符发挥功能的现实例证。所谓的效果，不过都是心理作用罢了。

拜占庭人还相信，向漂亮的儿童和美丽的艺术品吐口水可以防止中毒。将装有羊皮纸的钱包、琥珀首饰、熊毛做成的手镯带在身边，也可以解毒。

13 世纪的大学者、炼金术专家、西班牙人比拉诺瓦的阿诺德还发表过这样的奇思妙想：

> 向黑公狗的胆汁加入圣水，可以阻挡恶魔的诅咒。在家中放置公山羊，可以逼退一切恶魔。燃烧煮过的喜鹊，可以让病人快速康复。

阿诺德还提到过在炖菜中混入血和腐烂物质的危险性。持有这种早期科学的理性主义和魔法的非理性主义奇妙地混杂在一起的观点，是他与大阿尔伯特、罗杰·培根、拉蒙·柳利（Ramon Llull）等当时的大学者共同的特点。

这里还有一个必须提到的团体，他们和魔法师、犹太人、医生一样，为毒药学的发展做出了贡献。当时的医学中心是萨莱诺（Salerno）、卡西诺山（Monte Cassino）、托莱多（Toledo）、科尔多瓦（Córdoba）等地。除了当地的大学发挥了作用，各修道院中种植药用植物的传统，同样是之后草药学、植物学书籍丰富的原因。

修道院除了植物，也会收集矿物、动物，因为神职人员需要治疗信众。修道院制作的草药书籍，大多是大型对开本，并配有许多插图。这种书籍的制作在文艺复兴时期也非常繁荣。

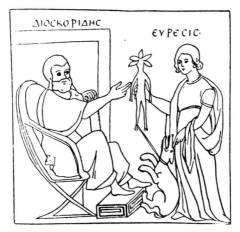

图 12　女巫正在向医生迪奥斯科里德斯献上曼德拉
草。牺牲了的狗还吊在上面。选自 6 世纪的手抄本

　　其中最古老的是被称为《阿普列尤斯药物志》(*Pseudo-Apuleius Herbarius*)①的配图手抄本，是 10 世纪的撒克逊版本。10 世纪还存在其他三种手抄本的"药物志"，分别是《快乐花园》(*Hortus deliciarum*)《巴尔多医疗书》(*Bald's Leechbook*)《处方》(*Lacnunga*)，这三本书的内容都混杂了魔法、宇宙学、符咒、草药学，基本算是一种百科全书。

　　这类书籍中一般都会有一幅插画，画中貌似人体头部

――――――――――

① 　日文中并未标出"Pseudo-"对应的部分。该词意为"伪"，这本书一般称作《伪阿普列尤斯药物志》。

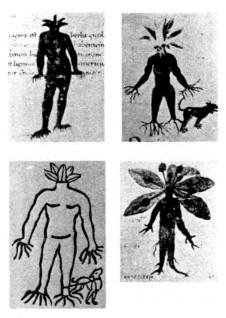

图 13　四幅曼德拉草插图

的部分长出几株放射状的叶子，散发着妖冶的氛围。这无疑是对毒草之国王——曼德拉草的童稚化描绘。

《处方》的文章中提到了特洛伊战争中的勇士阿喀琉斯，他在长枪上涂抹用于治愈创伤的蓍草（高山蓍的一种，属于菊科）。下面请看作者的诗句：

　　　　草之最上古者

　　　　汝之力量与三种药草相当

　　　　面对飞翔之毒物（喻指虫）

　　　　能以一抵三十

　　　　游散于这片土地

　　　　以己之力同众毒对抗

神秘的曼德拉草，在古代是催眠药、催吐剂，从很早以前就开始扮演重要的角色。从波斯到希腊，再到地中海诸国，它遍布其间。这种茄科植物长着瘆人的细长根茎，让人联想到人形，特别是它还结着红色的、略微偏黄的果实，散发着清香的气息，神秘地博得了人类的喜爱。如今，人们从这种植物身上发现了东莨菪碱和天仙子胺这两种含有剧毒的生物碱，但在化学家发现它们的数千年前，人类就已经开始用曼德拉草的汁液制作催眠药了。

曼德拉草的毒性也会反过来用于外科手术，它与氯仿一样能充当麻醉剂。以《君主论》闻名于世的马基雅维利在晚年撰写的剧本《曼德拉草》(*La Mandragola*)①，就以曼德拉草为引子，讲述了几个恶人竭尽全力互相欺瞒哄骗的故事。

---

① 已出版的中译本译为《曼陀罗》。

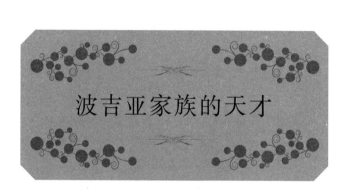

波吉亚家族的天才

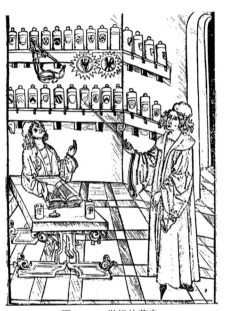

图 14   15 世纪的药店。
选自彼得斯（Peters）《古代药学史》

备受尼采和布克哈特（Burckhardt）赞赏、可视为文艺复兴时期最典型的权谋术数型君主的怪物——切萨雷·波吉亚（Cesare Borgia，1475—1507），是一位闪耀于历史与文化的颓废时代的疯狂皇帝，一位热爱艺术的专制君主。即便是在众多信奉唯美主义的独裁者之中，他也是格外能引发我共鸣的人物。甚至可以说，他是一个理想的人物。

权力、背叛、暗杀充斥他辉煌而无畏的一生。这人生因马基雅维利那部著名的《君主论》而与"马基雅维利主义"一词一起，永远地回荡于后世。

我一直想为这位充满魅力的人物作传，不过这次想先集中在他毒杀老手的形象上，并围绕波吉亚家族的几桩案件做简单介绍，以配合连载的篇幅。

各位读者或许记得克里斯蒂昂-雅克（Christian-

Jaque）指导的彩色电影《波吉亚家族的毒药》①。那部电影
中，切萨雷的扮演者是西班牙著名演员佩德罗·阿门达
里斯（Pedro Armendáriz）。而切萨雷的妹妹卢克雷西娅的
扮演者，则是我格外偏爱的法国女演员马蒂娜·卡罗尔
（Martine Carol）。最让我印象深刻的，是热闹的狂欢节之
夜，身披柔软披肩、戴着紫色面具、身藏匕首的淫妇卢克
雷西娅无法抑制欲望的骚动，于是走入夜晚喧闹的街道伺
机寻找猎物的场景，妖娆又美艳。

　　根据最近的学术研究，关于卢克雷西娅到底是不是
"淫妇"的问题，其实疑点颇多，并没有决定性的证据。
但是，她的行为在当时的意大利僭主中间似乎很常见，切
萨雷自己也有过这样的体验，在夜晚由禁卫军陪伴，像饿
狼一般徘徊在恐怖的罗马城。根据布克哈特的说法，这样
做不仅能够向民众隐藏身份，还可以满足自己癫狂的行凶
欲和毒杀欲。

　　对于波吉亚家族来说，毒药是实现个人复仇和保持政
治热情的武器。

　　切萨雷的父亲是出生在西班牙的罗德里戈·波吉亚
（Rodrigo Borgia），也就是亚历山大六世——一位权力欲
膨胀的贪婪教宗，切萨雷是他的私生子。由于这对离经

---

① 《波吉亚家族的毒药》，法语片名为 *Lucrèce Borgia*，中文译为"卢克
雷西娅·波吉亚"，是一部上映于 1953 年的古装剧情片。此处片名据作者
所采用的日文译名译出。

叛道的父子与毒药的关系，世人进一步知晓了波吉亚家族的恶名。

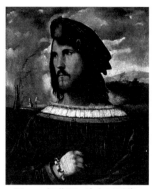

图 15　切萨雷·波吉亚画像。乔尔乔内（Giorgione）绘 ①

先是父亲教宗亚历山大六世，他在与切萨雷共同作恶前，就毒杀了奥斯曼帝国苏丹巴耶济德二世（Beyazid II）的弟弟杰姆（Cem）。杰姆因为遭到哥哥的憎恨，从土耳其逃到了欧洲，在各国辗转流亡，最终在罗马宫廷找到了自己的安居之处。当时梦想着攻占君士坦丁堡的法国国王查理八世注意到了这位年轻的土耳其王子，于是向教宗申请将其引渡到法国，并为此支付了一笔赎金。

但是教宗担心如果依从了法国国王的交易，会反过来引起苏丹巴耶济德二世的不悦，于是引渡之前在杰姆的饮料中悄悄混入了甘甜的慢性毒药。因此杰姆在到达那不勒斯被移交给法国士兵后立刻就死了（1495）。这是他实施的第一次毒杀。

这之后，教宗又和儿子切萨雷联手毒杀了好几位罗马的枢机主教，将他们的财产一一收入囊中。这确实是一位

---

① 此画如今也有人认为是文艺复兴时期的另一位意大利画家阿尔托贝洛·梅洛内（Altobello Melone）的作品。

拥有非常手段的教宗。

1498 年，担任教廷御厨一职的犹太人改宗者佩德罗·德·阿兰达（Pedro de Aranda）被举报参与圣职买卖，两年后在圣天使城堡的监狱中离奇死亡。枢机主教米契尔（Michiel）、泽诺（Zeno）、费拉里（Ferrari）以及蒙雷阿莱枢机等人都被认为死于毒杀。1503 年，枢机主教詹巴蒂斯塔·奥尔西尼（Giambattista Orsini）被夺去了所有财产，一病不起，最后不白白地死去。虽然熟识的医生诊断他为自然死亡，但谁都不相信这个结论。

切萨雷的兄长甘迪亚公爵乔瓦尼·波吉亚（Giovanni Borgia）的尸体被发现于流经罗马城的台伯河，身中九刀。世人认为这也是切萨雷所为。而且据说这起谋杀还牵扯到两人与妹妹卢克雷西娅的不伦之恋。

真相不得而知。切萨雷深爱着妹妹卢克雷西娅，所以当时的世人普遍认为，谁如果成为卢克雷西娅的丈夫或情人，就会有生命危险。

卢克雷西娅最初的丈夫——乔瓦尼·斯福尔扎（Giovanni Sforza）原本会因为切萨雷的命令而被妻子投毒。但卢克雷西娅偷偷告诉了他真相，于是在千钧一发之际，他紧急乘马成功逃出了罗马城。

教宗的侍从西班牙人佩德罗·卡尔德龙（Pedro Calderon）也是被切萨雷所杀，理由是"损害卢克雷西娅夫人的名誉"。其实是因为卢克雷西娅与对方私通以致怀孕，引来了这位兄长的嫉妒。

卢克雷西娅的第二任丈夫是阿拉贡家族的私生子比谢列公爵阿方索（Alfonso d'Aragona）。婚后一年，阿方索就在宗座宫外被全副武装的士兵袭击了。身负重伤的阿方索卧床一个月，在生死间徘徊，最后在床上自缢而死。他是位年仅十九岁的美男子，听说卢克雷西娅热烈地爱慕着他。

类似的谣言还有很多，关于"淫妇"卢克雷西娅的故事就暂且说到这里吧。

那么，波吉亚家族所使用的，究竟是何种性质的毒药，又是如何调配的呢？关于这一点，就连博学的布克哈特也只知道是"气味怡人的雪白粉末"，除此之外再无更确切的信息。但是，他们确实熟知中世纪以来的毒药学知识，并且在这之外掌握了调制尸毒的方法。

古代以来的尸毒都是从蟾蜍的肺部采集，但他们使用的原料则是倒挂着宰杀的猪的内脏。传言在猪内脏中加入亚砷酸，待其腐烂后风干或做成液体，就是传说中的毒药——"坎特雷拉"（Cantarella）。

正如其在拉丁语中叫作"慢性毒药"，这种毒药确实可以缓慢而长效地释放毒性，但随着调制方法不同，也可以迅速取人性命。

维克多·雨果在悲剧作品《卢克雷西娅·波吉亚》中，借其中一个人物说出了这样的台词：

　　波吉亚家族的毒药可以按照他们的心意，想一天之内杀死对手就一天，想一个月就一个月，想一年就一年。混入酒精中还会让酒更美味，让人砸吧着嘴越喝越想喝，于是在醉意袭来时步向死亡。根据药量不同，会出现突然疲惫、皮肤起皱、眼眶凹陷、头发变白、牙齿掉落等症状。接着就无法行走，要四肢着地。然后呼吸变得困难，喘不上气。再进入笑也笑不了、睡也睡不着，哪怕是白昼都冷到发抖的阶段。在生死之间徘徊一段时间后，才会最终死亡。直到死的时候，才会想起来自己在半年前或一年前，喝了波吉亚家族的酒啊。

　　关于这个恐怖毒药"坎特雷拉"的词源，有很多说法。伏尔泰在《哲学辞典》中主张，"坎特雷拉"是和 17 世纪发现的"托法娜仙液"（Aqua Tofana）混淆了。（关于"托法娜仙液"，将在后文详述。）

　　19 世纪的毒药研究者弗朗丹则认为，"坎特雷拉"是意大利语"让他唱歌"的意思。也就是有一层"强迫"的意思，有让对方喝了毒药以后"抢夺金银财物"的含义。

　　除此之外，还有"坎特雷拉"源自斑蝥粉末的说法。另一种根据拉丁语的观点则认为，它隐含着"小杯子"的意思，因为波吉亚家族会在宴会上给敌人准备小小的毒药杯。

　　当然也有不满波吉亚家族的暴政，反过来计划将他们

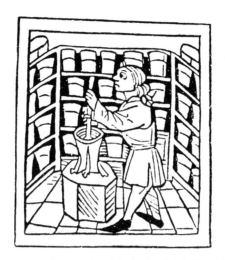

图 16　15 世纪的药店。选自彼得斯《古代药学史》

毒杀的人物。有一个名为马里尼（Marini）的农民就往宗座宫附近的水井里投了毒。还有一个音乐家和教宗侍从共谋，将染毒的信件寄送给了教宗亚历山大六世。

　　不过这些阴谋全都被发觉了，波吉亚家族的恶行也由此变本加厉。

　　一次意想不到的失策，让教宗和切萨雷坠入了绝境，作为父亲的那位波吉亚成了不归人。接下来就让我们看看这件事的来龙去脉。

　　1503 年 8 月 5 日，受到拥有广阔葡萄园的枢机主教阿德里亚诺·达·科尔内托（Adriano da Corneto）的邀请，教宗和切萨雷前往其宅邸用餐。当时正值盛夏，干渴难耐的两人一到宅邸就喝了主人准备好的冰水。其间，不知道出了什么差错，两人的水杯中被放了毒药。至于这毒药，当然是原本想让枢机主教喝下的。

虽然以上信息只是历史学家圭恰迪尼（Guicciardini，《意大利史》作者）的臆测，或许枢机主教本来就想在这里一举将父子两人铲除。但确实有一些历史学家持有同样的观点。总之，这成了一个残酷的历史之谜，无法简单论断了。

可怕的是，教宗和切萨雷喝下的毒药，正是五天后才开始见效的"坎特雷拉"。

教宗的状态从 8 月 16 日、17 日开始突然恶化。他应该明白自己已经中毒了吧。但直到 8 月 18 日死亡，他都没有向家人和亲近者泄露一句。可以说，他在知晓真相的情况下，默然放弃了。所谓因果报应就是如此吧。

夏天，腐烂尤其快，教宗的尸体很快就膨胀了。如果是死于砒毒，尸体应该不会膨胀到那种地步，或许是其他的毒药吧，也可能是疟疾之类的恶疾。

曼托瓦侯爵在写给妻子伊莎贝拉的信中提到：

> 教宗的尸体腐烂了，像是火上沸腾的锅，从嘴里噗噜噗噜地吐着气泡。如果再腐烂下去，葬礼时就无法保持完整了。尸体膨胀得太厉害，甚至已经无法

分出横竖，可以说完全见不出人形了。最后让苦力用绳子绑住他的脚，直接从死时的床上拖到了墓地，因为已经完全无法用手触碰了……

另一边，切萨雷同样中了毒，似乎也命不久矣。人们把高烧颤抖的他泡在冷水里。有一种传言称，众人直接将一头母驴腹部割开，让他钻入腹中，浸泡在炙热的鲜血和内脏之间。这是一种从古代流传下来的解毒方法。

不过，捡回一条命的切萨雷也因此头发掉光，容貌变丑，只有从下巴上的胡须可以隐约看出他曾是个美男子。

在此之后，命运女神也对切萨雷发出了嘲笑。

父亲亚历山大六世的死，以及切萨雷自身的病，对波吉亚家族都是致命的危机。敌对势力终于联合起来逼近罗马，失势的切萨雷被捕后被移送到西班牙。虽然后来切萨雷逃至纳瓦拉试图卷土重来，但最后在比亚纳的包围战中战死。

这里，我想为切萨雷和卢克雷西娅辩驳几句，波吉亚家族不仅是残忍的毒药爱好者，也是高雅文化艺术的保护者。

卢克雷西娅的第三次婚姻，嫁到了费拉拉城品味出众的埃斯特（Este）家族。她是文艺复兴时期的贵妇人，经常招待诗人阿里奥斯托（Ariosto）、本博（Bembo）、画家提香等人，与他们一起谈论艺术，自己也会写诗。

她的兄长切萨雷将达·芬奇作为工程师带入了进攻博洛尼亚的军队，并且与马基雅维利、米开朗基罗等人都是很亲近的朋友。

如果要诡辩一番，那么"文化的讲究"和"杀人的讲究"，恐怕在任何时代都是并行实现的。对毒药的狂热并非波吉亚家族独有的偏奇嗜好，而是当时意大利上流阶层中最普通的风潮。

比如同样有众多古典学者围绕在身边，本人亦是一流艺术爱好者的西吉斯蒙多·马拉泰斯塔（Sigismondo Malatesta），作为里米尼（Rimini）世家的专制君主，在宫廷中也冷酷地毒杀了通奸的妻子和女儿。佛罗伦萨的美第奇家族也将毒杀行为不端的女性当作家常便饭。

才貌兼备的比安卡·卡佩洛（Bianca Cappello）通过毒药和阴谋登上权力的阶梯，甚至成为美第奇家族弗朗切斯科（Francesco，托斯卡纳大公）的爱人，但最终也死于毒杀。

萨韦利（Savelli）家族则使用涂抹砷毒的机关——在戒指的两颗宝石之间有微型注射器可以喷射出毒药。

费拉拉的埃斯特家族的御用诗人塔索（Tasso）一直深信巫术，固执地认为自己的周围有很多巫师和敌人，最后神经衰弱，总怀疑果酱中有毒。

神秘主义哲学家乔瓦尼（Giovanni），出生在米兰多拉（Mirandola）富裕的皮克（Pico）家族，也死于毒杀。他的秘书为了偷盗主人的黄金而投毒。

最后，接替儒略二世的美第奇家族教宗利奥十世，1521 年死于毒杀……

而且，意大利毒杀者的活动范围还不限于国内。他们越过国境加入查理五世和弗朗索瓦一世的军队，渗透进整个欧洲宫廷的根部。"意大利式毒杀"最远到达了俄罗斯，被伊凡四世所用。

神秘学家约翰·魏尔（Johann Weyer）所著的《与恶魔、魔法师、毒杀者的幻影及欺瞒有关的物语、论证和谈话》，记录了几起发生在 16 世纪后半叶的毒杀事件。

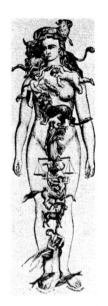

图 17　人体与兽带 ①

例如，布洛涅（Boulogne）的两人被放入酒杯的砷毒杀死，一名男子用斑蝥粉末杀死了养母，女人们用水银和升汞杀死自己的丈夫，等等。

---

① 兽带（zodiac），一般译为"黄道带"，天文学名词。笼统来说是一种天球坐标系统，从罗马时代开始就已经存在。词源来自希腊文中"动物圈"的意思，所以也译作"兽带"，此处沿用以保持对仗。

作为德国 ① 克莱沃（Kleve）公爵的御医，约翰·魏尔曾经亲自参与审判让女主人饮下砷毒的十五岁女佣，并促成其被判处无期徒刑。当时约翰也尝了加有砷毒的鸡肉汤，用自己的味觉分辨毒药特有的金属味。当然，他随即服用了强效解毒剂，所以没有生命危险。不过遗憾的是，解毒剂的名字没有流传下来。

1577 年，瑞典国王埃里克十四世在饮用豆子汤后死亡。坊间传言是将在埃里克之后继承王位的弟弟，用巧妙的方法在汤中放入了砷毒。

最近（1958），一位名为奥尔松的教授挖掘了国王墓穴，通过医学测试来验证究竟国王是如当时的正式诊断——死于胃溃疡，还是如传言的说法——死于毒杀。

最后，根据教授的结论，做过防腐处理的国王尸体中，确切无疑沉积着砷毒。近四百年前的毒药，居然仍旧残留在皮肤、骨骼和毛发中！

① 原文中记为法国，疑误。

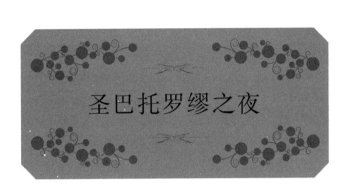

圣巴托罗缪之夜

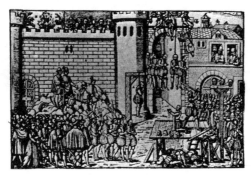

图 18 胡格诺教派虐杀图

如果说在意大利与毒药牵连在一起的不祥家族中，最臭名昭著的是波吉亚，那么在另一边的法国也有一个群体扮演着同样的角色，那就是以凯瑟琳·德·美第奇（1519—1589）为中心的瓦卢瓦王朝宫廷。

　　"文艺复兴时期的男女拥有动物式的激烈感情，不会用心中的疑虑阻碍肉体的行动。他们一边是虔诚的教徒，一边又必然在外出时将匕首配于腰间。亨利二世与凯瑟琳·德·美第奇的婚姻，将意大利宫廷的权谋、不受管制的谋杀、奇异的决斗、毒手套的习俗带到了法国。"安德烈·莫洛亚如此精准地写道。（《法兰西史》）

　　从佛罗伦萨的名门美第奇家族嫁入法国王室的凯瑟琳，是一位深陷迷信、拥有病态气质的女性。她身边围绕着魔法师、炼金术士、占星师、调香师等大批奇怪的人物，后期还沉迷于淫乱奢靡的黑弥撒①。她长期受到粗野的丈夫亨利二世冷落和疏远，渐渐陷入了歇斯底里。（亨利二世爱上了大自己十八岁的寡妇迪安娜·德·普瓦捷［Diane de Poitiers］，常年与之相伴。）

对于在佛罗伦萨那毒药加刺客的氛围中成长起来的凯瑟琳而言，通过鞭打身边的侍女和美少年来满足自己的施虐欲根本就是家常便饭。著名的病理心理学家克拉夫特-埃宾（Krafft-Ebing）认为，圣巴托罗缪大屠杀就是凯瑟琳为了满足自己的性倒错而促成的大型淫乐杀人事件。

在凯瑟琳·德·美第奇的宫廷中，最有名的巫师是和她一样出生在佛罗伦萨的科西莫·鲁杰里（Cosimo Ruggeri），最有名的占星师是占卜出她三位皇子命运的诺查丹玛斯（Nostradamus）。

凯瑟琳在巴黎建成的王宫被称作"女王馆"。这是一座奇异的建筑，宫殿大厅的屋顶上装饰有类似天球仪的球体，四周有粗壮的圆柱。圆柱的内部由螺旋楼梯联通，柱头采用托斯卡纳式，基底采用多立克式，柱身刻有十八条竖槽，间或雕有王冠、百合花、兽角、碎镜、八字结等巫术中的象征物。到了路易十五的时代，柱头设置了日晷，还在四周挖凿了泉水。这座奇妙的建筑直到今天依然留存在巴黎市内。

---

① 黑弥撒，进行恶魔崇拜的献祭仪式。

这种爱好巫术、沉迷性倒错的气质，或多或少地遗传给了她的后代——弗朗索瓦二世、查理九世、亨利三世。以凯瑟琳为中心组成的瓦卢瓦王朝反复上演着无数隐晦而颓废的血腥惨剧。

法国王室极盛时的卢浮宫内，也处处潜藏毒药的威胁。其中一个有力的证据就是，在日后成为波旁王朝之祖的亨利四世（当时还是纳瓦拉国王），竟然亲自取塞纳河水，在自己的房间内煮蛋。这听起来是多令人感慨的逸闻啊。

凯瑟琳·德·美第奇的长子弗朗索瓦二世在十四岁时与苏格兰女王玛丽·斯图亚特结婚，十五岁时继承王位，但有天在教会内突然发高烧，很快就在痛苦中死去了。

这是一起复杂的政治阴谋，而且和诺查丹玛斯的预言吻合，成为一件堪称历史迷团的怪事。

弗朗索瓦二世体弱多病，被视为"腺病质"，从小就饱受疱疹、腹泻、慢性中耳炎之苦，所以性格阴暗、沉默寡言，几乎处在精神崩溃的边缘，是个不健全的小孩。

根据 19 世纪末学者波蒂凯（Potiquet）的严密分析，这位年轻的国王是被腺样体疾病所引发的左耳中耳炎引向了死亡。但是在当年，围绕他的可疑死亡，有很多人被怀疑为毒杀犯。

当时宗教战争已经开始（1560），暗杀者早已在相互对立的新教与旧教（天主教）两个阵营中投下了阴森的黑

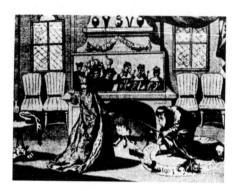

图 19　凯瑟琳·德·美第奇的恶魔崇拜仪式。
魔法镜中会映现出未来

影。作为国王身边的人物，母亲凯瑟琳、从苏格兰远嫁而来的王后玛丽，以及著名的王室外科御医安布鲁瓦兹·帕雷（Ambroise Paré）都成了怀疑的对象。这几人在当时都表现出了同情新教的倾向，人们怀疑他们会利用权力威胁国王的安全。

　　正如天主教的大人物洛林的枢机主教（吉斯公爵）^①的原家庭教师波凯尔·多佩琼^②所认为的那样，看似温和敦厚的外科医生帕雷甚至吹嘘自己与吉斯家的反对派蒙莫朗西（Montmorency）家族联手，如在现实中上演《哈

---

① 　洛林枢机与吉斯公爵并非一人，洛林枢机夏尔·德·洛林（Charles de Lorraine）是第一代吉斯公爵克洛德·德·洛林（Claude de Lorraine）之子，第二代吉斯公爵弗朗索瓦·德·洛林（François de Lorraine）之弟。
② 　原文写作"ボオケエル·ド·ペギヨン"。

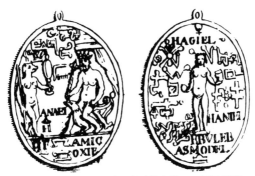

图 20   凯瑟琳·德·美第奇的护身符。正面及反面

姆雷特》一般，向愚钝国王的耳朵中滴下了毒药。（据雅
克·奥古斯特·德·图［Jacques Auguste de Thou］，《历
史》，第二十六卷）平日非常忠厚老实的安布鲁瓦兹·帕
雷，因为自己竟被怀疑投毒而罕见地激烈回应道："如果
长大成了投毒犯，还不如当初死在母亲的肚子里。"

　　16 世纪中叶以后的法国，以凯瑟琳·德·美第奇的
三位皇子为中心，萦绕着复杂怪异的政治氛围。19 世纪
有两部小说家据此写成的传记——普罗斯佩·梅里美的
《查理九世时代轶事》和巴尔扎克的《凯瑟琳·德·美第
奇》。这两部作品不仅都如实地将恐怖的宗教乱世的呻吟、
枪火的声响、火刑台的烟霾、恶魔崇拜与毒药滥用当作华
丽的瓦卢瓦王朝文艺复兴文化的灰暗背景，还将其视为无
法抹去的污点加以渲染。肉体和精神全都残破不堪的国王
所面临的绝境，与阴森的黑弥撒及诺查丹玛斯的预言交织

在一起，让人不得不感叹于命运的凶残。

为太后凯瑟琳提供毒药的是一个名叫勒内·比安科（René Bianco）的怪人，他在圣米歇尔桥有一间店铺。这个狠辣的香料商人犯下过多起偷盗、杀人的罪行，并在圣巴托罗缪大屠杀中一举成名。在手套和胸针中藏毒的方法，就是他带入法国宫廷的。

后来，亨利四世的母亲、纳瓦拉女王胡安娜·达尔布雷（Jeanne d'Albret）就被凯瑟琳"赠送"了一副勒内·比安科制作的毒药手套。胡安娜为了参加儿子亨利四世和玛格丽特·德·瓦卢瓦（凯瑟琳的女儿，又被称为玛戈王后，以淫荡为人所知）的婚礼专程来到巴黎，但是在到达后六周里就去世了。这原本不足为怪，胡安娜有很长的结核病史，但是憎恨凯瑟琳的胡格诺教派信徒一口咬定这是毒杀，以此来责难凯瑟琳。

还有一则传言称，凯瑟琳为了确保最爱的三儿子（后来的亨利三世）继承王位，谋划杀害了在弗朗索瓦二世之后继承王位的次子查理九世。

根据布朗托姆（Brantôme）的说法，查理九世"长期处于憔悴的状态，如风中残烛一般走向了死亡"，而他的母亲则亲手喂他喝下了海兔（一种幻想世界中的水生动物，自普林尼时代便被信以为真）角之毒。

查理九世一死，奉母亲之命被送到波兰的三儿子①立

---

① 原文此处为末子，疑误。

即被召回继承王位，成为亨利三世。

先前九岁就已继承王位的查理九世，毫不意外地拥有瓦卢瓦家族虚弱的体质和颓废的性格。他疯狂而混乱的行径让自己早早就显出了老态，并表现出结核病的征兆。

太后或许也担心这个儿子的脱离常轨会将王国毁灭吧。而且在圣巴托罗缪之夜后，查理九世夜夜被噩梦侵扰，陷入神经衰弱。为了忘记这种折磨，他挥霍身体，沉迷于快乐中。毒杀的一个重要证据是，死前不久，查理九世的脸上出现了奇怪的斑点，寝汗中开始渗血。1574 年，他在母亲的怀抱中，以二十四岁结束了一生。

其实，在这之前已经发生过一起针对查理九世的毒杀未遂事件。沉迷恶魔崇拜的大臣拉·莫尔（La Môle）和阿尼巴尔·德·可可纳斯（Annibal de Coconas）企图在查理九世之后拥护阿朗松公爵[①]登上王座。但他们阴谋败露，受到了审判，于是拉拢同为阴谋家的巫师科西莫·鲁杰里诅咒查理九世。科西莫·鲁杰里制作了人形蜡烛，用针反复扎入心脏部分，企图以此加快国王的死亡。这则奇怪的故事简直让人怀疑回到了中世纪。

事后，拉·莫尔和可可纳斯奉国王之命自刎而死。因为巫师科西莫受到太后的宠爱，查理九世出于对母亲的忌

---

① 阿朗松公爵，埃居尔-弗朗索瓦（Hercule-François，1555—1584），凯瑟琳的小儿子，弗朗索瓦二世、查理九世和亨利三世的弟弟。1576 年又受封成为安茹公爵。

惮，只能避开死刑，将他判为船役。后来科西莫还是被太后赦免，在查理九世死后重新回到了宫廷。

在 1589 年太后死后，毒杀犯们依然没有停手。他们变换手法对改信新教的波旁王朝创立者亨利四世进行了攻击。根据迪洛勒（Dulaure）《奇妙的历史》（1825）的记载，亨利四世遭遇过十七次暗杀危机。

比如 1600 年，名为妮可·米尼翁（Nicole Mignon）的女子潜入宫廷厨房，试图在国王的食物中下毒，败露后在格列夫广场①遭火刑处死。1603 年，名为弗朗索瓦·理查德（François Richard）的沃尔特领主也因为投毒被判谋反，在同一个广场被执行绞刑后又遭焚尸。

亨利四世遭遇过十七次危险的暗杀，但都成功逃脱，可是在 1610 年，却被一位来自乡村的狂热天主教徒弗朗索瓦·拉瓦莱克（François Ravaillac）刺杀身亡。看来，利刃总比毒药简单有效。

而这位出了名的好色之君，历史上有记录的情人就有五十六位之多。据说，其中最有名的美貌情人加布丽埃勒·德斯特雷（Gabrielle d'Estrées）就死于毒杀。

历史学家米什莱也采纳"毒杀说"。怀孕九个月的加布丽埃勒在税务官家吃了柠檬，三天后诞下死婴，之后便伴随着恐惧和苦闷而离世。

---

① 格列夫广场（Place de Grève），又译为"河滩广场"，1802 年后改为巴黎市政厅广场。

但是根据解剖结果，加布丽埃勒的胃部并没有异常物质，亨利四世也没有进行特别调查。所以有人认为加布丽埃勒的死只是因为丧子或产褥热。

其实比加布丽埃勒之死更为怪异的，是亨利四世的第二任妻子玛丽·德·美第奇的死。

很少有比她评价还要恶劣的王后。她长得高大健壮，谈不上美貌，出生于佛罗伦萨财阀美第奇家族。

她的父亲因为和比安卡·卡佩洛的婚姻而死亡。她的叔父则毒杀了她的生母。这些都成了玛丽遭到恶评的原因。

玛丽从小就在炼金术和巫术的环境中成长，像凯瑟琳·德·美第奇一样早已习惯于运用毒药。晚年，她就利用毒药缓解自己被坏疽侵蚀的脚痛。

马松（Masson）博士认为玛丽是在科隆误食了治疗坏疽复发的腐蚀剂而被毒死的。总之是医药品混入了饮食。她的死既有可能是他人蓄谋，也有可能是偶然，当然也可能是自杀。（《17世纪的巫术与毒药学》，1904）

在橘子中嗅出毒药的味道，从洒了香水的手套和长靴中发现毒药的痕迹，在恋爱纠葛中使用毒药，在这个时代都是很普遍的观念。在莎士比亚的剧作中，经常看到对此类事件的诗意表达。

麦克白夫人和罗密欧使用的神奇安眠药，会让喝下毒药的人进入假死状态，甚至难辨真假。

灌入哈姆雷特父王耳中的天仙子，可以凝结全身的血液。

这出戏中，几个重要的出场人物几乎都是中毒而死。王后死于毒酒，哈姆雷特死于染毒的剑。关于这种毒药，剧中只写到是雷欧提斯听从国王吩咐从术士那里买来的。即便我们就此进行推理，假设它是一种箭毒[①]，也根本无从下手。

在英国，统治者也对毒药非常忌惮。亨利六世就命令伦敦的药房不许向任何人出售任何药品。沉迷炼金术的亨利八世，就像法国的路易十五喜欢研磨咖啡一样，喜欢配制新药。

伊丽莎白女王也是一位耽迷药学的猎奇人士，她自己发明出了一种"健脑药"，还送给了沉迷炼金术的波西米亚国王鲁道夫二世。据说这种药，是在玫瑰精油中融合了琥珀、麝香和灵猫香[②]，所以很昂贵。

女王还和魔法学者约翰·迪伊（John Dee）以及宠臣沃尔特·雷利（Walter Raleigh）爵士一起认真研究过解毒剂的制作方法。

苏格兰的詹姆士一世则认为解毒剂都是骗小孩子的玩意儿，根本瞧不上。对那些企图弑君之人，他会毫不犹豫

[①]　箭毒，见本书"集体杀戮的时代"篇。
[②]　灵猫香，麝香猫（civet）的分泌物，多用作香料。

地丢进油锅里。

　　当时最有名的解毒剂，是沃尔特·雷利爵士在詹姆士一世治下被幽禁在伦敦塔时发明的。

　　据说他将四十种植物的种子、草、皮，以及树枝加入酒精中蒸馏，其中还混有大量矿物性及动物性成分。这种解毒剂在《伦敦药典》（*London Pharmacopoeia*）登记的名称为"雷利糖果剂"。

　　直到那个时代，也就是16世纪后半叶，关于毒药的魔法式信仰依旧残留着。即便是安布鲁瓦兹·帕雷这种具有科学精神的学者，也无法完全否定恶魔的真实存在。他曾经写过"有一些巫师、毒药剂师、诈骗家靠与恶魔缔结契约，巩固自己的地位"。

　　对巫师在参加夜宴前使用的"恶魔膏"，约翰·魏尔留下了详细的毒药学研究。他根据对阿托品（或者说意大利人称为颠茄的植物）作用的研究，推测巫师利用类似的药物获得了奇妙的心理体验。如果女巫使用，还会激起性幻想。她们会将这种药膏大量涂抹在皮肤甚至生殖器上以便吸收。

　　颠茄是含有阿托品的有毒植物；乌头则含有乌头碱，可以作用于神经末梢，引起麻痹和迟钝；毒参可以在运动时造成暂时的麻痹。虽然约翰·魏尔没有对这些描述进行修订，但是他对含颠茄药膏的使用效果追加了关于巫师幻视和假性幻觉的合理说明："使用后可以看到戏剧表演、美丽庭园、盛宴、华丽的服装及饰品、漂亮的青年、国王和高官等让众人和自己都觉得喜悦、快乐的事物。但同时也可以看到恶魔、黑鸟、牢狱和废墟等负面的事物。这就是恶魔的作用。"

至于动物性毒药的部分，则可以看到毒蛇、蜥蜴、蝾螈、电鲇、蝎子、海兔、狂犬的鼻涕，以及吉丁虫和斑蝥粉末等名目。

当时的学者特别强调的是，蟾蜍的毒具有特别的有害性。安布鲁瓦兹·帕雷的著作中有很多与之有关的插曲。

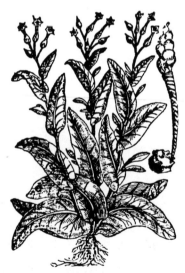

图 21　烟草插图

另外，在这一世纪中首次登场的毒药是尼古丁。1559年，法国国王弗朗索瓦二世派遣到里斯本的大使让·尼科（Jean Nicot）首次向欧洲介绍了烟草。烟草这种植物的拉丁学名"*Nicotiana*"，以及主要含有的生物碱"尼古丁"，都从这位尼科的名字而来。

这种植物为欧洲带来了不可思议的新体验，效果显而易见。在古老的草药书上，它被称为"佩妥思"①。据说大使尼科将这种植物的种子献给了凯瑟琳·德·美第奇。说不定这位女王所使用的毒药中，也混有烟草浸泡的液体。

---

① 原文写作"ペトゥス"，疑指 Petum。

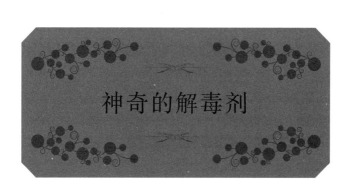

神奇的解毒剂

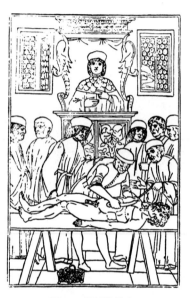

图 22 解剖学教室。
15 世纪木版画

16世纪的欧洲作家几乎一致推举的毒药，是蟾蜍毒。

最近，在"蛤蟆油"中提取的成分"酯蟾毒配基"（Resibufogenin），被发现具有前所未有的药效，可以使血压升高、呼吸亢奋，有强心的作用。这是日本循环器官学会发布的消息。但早在中国明朝时期就已传入，作为"东洋的秘药"享有着极高名声的"蛤蟆油"，也会因为使用方法不同而变成剧毒。

如果扯住蛤蟆（正式的名称是蟾蜍）的头部后方，或者向其口中塞入胡椒或韭菜这样的刺激性食物，蛤蟆眼后的毒腺就会分泌并滴落白色的乳状液体。这种液体干燥后就是"蟾酥"，外形像黑褐色的仙贝。

中药里经常用其治疗牙痛，随着化学分析法的发展，蟾酥的成分也渐渐明确了。酯蟾毒配基就是其中一种，1千克蟾酥中含有20克酯蟾毒配基。因为它复杂的化学结构与毛地黄之类的强心剂完全不同，所以一度被怀疑是否有强心效果。但如前所述，它在国内最近的临床试验中，表现出了比维他樟脑（Vitacampher）等现有强心剂更为卓越的药效。

另一方面，根据哪怕今天看来依然首屈一指的法国毒药学者雷内·法布尔教授的说法——

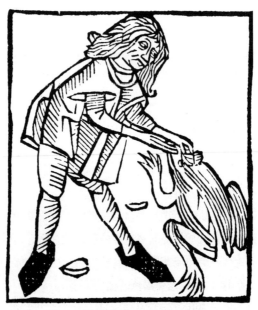

图 23　从蛤蟆头部摘取石头的男子。
这种石头被认为具有奇妙的功效

　　从蟾蜍毒中，可以提取出两种具有强心效果的成分，但这种毒的作用极为复杂，大致可以总结为以下几点。1）导致急速心衰、心脏骤停、呼吸停止；2）产生与毛地黄类似的伴随着血压上升的强心作用，同时导致伴随期外收缩①的心脏停止；3）产生肌肉麻痹的痉挛症状；4）导致呕吐及体温异常下降。

　　总之，局部作用会非常显著。接触到伤口，会导致肿胀及剧烈疼痛。接触到正常皮肤，也会引起腐蚀性刺激。如果痛感持续太久，会产生痛觉麻痹，因此这种特征也可以用于治疗。

　　另外，16世纪时法国外科医生安布鲁瓦兹·帕雷就已经断言，"蛤蟆口水及尿液的挥发物有强烈毒性"。同样生活在16世纪的那不勒斯魔法师詹巴蒂斯塔·德拉·波尔塔（Giambattista della Porta）在《自然魔法》（*Magia Naturalis*）一书中写道："嫉妒心深重的女性会在性事中用蛤蟆油杀死男方，所以交合结束后最好仔细清洗。"（印象中，柴田炼三郎的《眠狂四郎》也有交欢时在阴部藏毒企图谋杀男方的桥段。）

　　喜欢栖息在沼泽地芦苇荡的老蛤蟆，对波尔塔来说是最理想的毒药原料。同时，他还指出，针对这种剧毒，

---

① 期外收缩，医学术语，可简单概括为心室正常收缩以外的收缩。

还存在一种拥有卓越药效的神奇解毒剂：将浸泡过热水的小连翘（*Hypericum erectum*）与一百只蝎子、一条蝮蛇、一只森树蛙（*Rhacophorus arboreus*）、龙胆（*Gentiana scabra*）根、祖母绿粉末混合在一起，储存在锡壶中。

关于毒药的制作方法，波尔塔回避了准确的记录，但他用化学方法研究蟾蜍毒的情况，可以在以下文字中管窥一二。

> 捕捉青蛙和毒蛇各一只，放入铅蒸馏器中。片刻之后，通过戳捣、刺激，让它们暴怒并呈现出亢奋状态。这时，向蒸馏器中放入大戟粉末和水晶细屑，点火并逐渐加热，将水分蒸馏掉。若将制成的液体一滴不剩喝下去，就会在一个月内失去所有感觉及理性。（《自然魔法》）

关于蟾蜍毒就说到这里。在 16 世纪，还有一种使用广泛的毒药，甚至被称为"毒药之王"，它就是砷。关于砷，有几点可以介绍。

砷在古希腊时代，以硫化物的形式存在于雄黄和雌黄中，很难提纯。但等它可以被分离出纯粹的状态后，就逐渐用于犯罪了。意大利医生吉罗拉莫·梅尔库利亚利（Girolamo Mercuriale）在《毒药及相关疾病》（威尼斯，1584）中写道：

存在两种人工砷。一种是向天然砷加入等量盐制成，即把混合物放入烧瓶，加热至水分全部蒸发，凝固于内壁的固体便是砷结晶体。第二种是将天然砷与硫黄化合物制成，这种成品被阿拉伯医生称为"雄黄"。

砷中毒的症状，在当时也已经大致明确。比如吉罗拉莫·卡尔达诺（Gerolamo Cardano）就正确记录过几项：喉咙发干、发冷汗、肠胃痛、排尿时疼痛、指甲变色、舌头肿胀。

对于砷中毒，当时并没有发现有效的解毒剂，留下的都是些现在看来令人啼笑皆非的观点。

比如，法国诗人普雷艾涅[①]认为桃金娘和蜜蜂花有很好的效果（《医学提要》）；梅尔库利亚利从切萨雷·波吉亚事件中想到，割开马或牛的腹部，全裸浸入滚热的血和内脏可以解毒；洛朗·卡特朗（Laurens Catelan）则相信"传说对所有毒药和传染病有用的特效药"粪石的功效（《粪石论》，蒙彼利埃，1623）。

所谓的粪石（Bezoar Stone），是一种半矿物质、半有机质的结石，一般发现于草食动物的肠道内。其名称的词源是"排毒"这个意思的波斯语"Pa-Zahar"。"Pa"指

----

① 原文写作"プレエニェ"。

"反对"，"Zahar"指"毒药"。12世纪西班牙的阿拉伯医学学者伊本·苏尔（Ibn Zuhr）深信粪石的效果，他是第一个记录其药效的医学权威人士。

粪石在后代的医学中也深受重视。《伦敦药典》将它收录进了最早的"百年药物"中。粪石有两种，一种是"东洋粪石"（牛黄），一种是"西洋粪石"。贵族会将其放入金银小盒中作为护身符随身携带，在瘟疫肆虐的时候，还会以天为单位高价出租。一位东方的统治者送给女王伊丽莎白一世的礼物中，就有大块的粪石，其价值在当时高昂得无法想象，有些时代甚至可以换取某些贵族所有的封地。

伊本·苏尔认为："这种石头产自雄鹿的眼睛。雄鹿为了强壮而吞蛇，吃下去后会立刻走入水流中，将脖子以下浸入水中，这是为了防止因蛇产生不良反应。这时，雄鹿是绝对不饮水的，只要一饮水立马就会丧命。浸入水中可以让毒性减弱，同时，雄鹿的眼睑中会流出一种液体，凝固后变为石头。这就是粪石。"

法国王室外科御医安布鲁瓦兹·帕雷也写过关于活体毒药实验中粪石疗效的报告。因为这个残酷的故事格外值得注意，所以我想介绍给各位。

帕雷自身也卷入过宫廷的阴谋，几次陷入被毒杀的危险中，所以很愿意参与毒药实验。当时，一位贵族向查理九世献上了西班牙产的粪石。国王想确认粪石的效果，所以找来自己信赖的医生帕雷，想做活人的毒药实验。

国王先询问帕雷，对所有毒药都有效的解毒剂到底存不存在。帕雷回答，每种毒药都有自身的特点和性质，恐怕没有哪种解毒剂对所有毒药都奏效。而献宝的贵族自然持反对意见，表示粪石正是对所有毒药都奏效的奇药。于是国王决定做实验来确认真假。他询问宫廷法官是否有即将被执行死刑的罪犯，恰巧牢房中正收押着偷了主人两只银质餐具，第二天将被执行绞刑的厨师。

国王告诉这名罪犯，如果他在毒药实验中被解毒剂救下，那么死刑也可一并免除。罪犯当然求之不得，回答道：比起在众人面前被绞死，被毒死不知道要好到哪里去。于是，罪犯先吞下一定量的毒药（升汞），然后再咽下粪石。

帕雷记录："吃下两种药的犯人开始呕吐，之后出现强烈的便意，去了厕所。他表示身体好像要烧起来一般，拼命想喝水。毒发过程中如野兽一般到处乱爬，舌头从口腔中滑出，眼睛和脸赤红，一边流出大量冷汗一边想

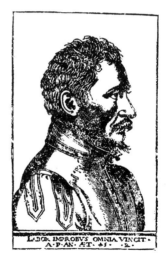

图 24　安布鲁瓦兹·帕雷肖像

呕吐。之后，耳、鼻、口、肛门、阴茎全部流出鲜血，最终惨死。"（马尔盖涅［Malgaigne］版全集第二十一卷）

对于我们这些拥有 20 世纪脆弱理性的人而言，读到这样的记录，简直像看到了古典时代尼禄的血腥宫廷，或者纳粹集中营惨烈的活体解剖景象一般，禁不住战栗。但这样的记录，却是由以人文主义者著称的帕雷留下的。这恰恰说明，在遍布异端审问和火刑拷问的 16 世纪，这种残酷的毒药实验毫不惊人，简直可以说司空见惯。而与之类似的砷中毒实验，在锡耶纳医生马蒂奥利（Mattioli）的《著作集》（*Opera Omnia*，1567）中有过记录：

> 在布拉格被判处绞刑的一名男子，奉费迪南德大公之命，接受砷毒实验。他喝了大量的毒药水，四小时后全身变为铅色，衰弱到几乎停止呼吸。医生已经坚信他必然死亡。但在喝下一杯混入粉末状药物的白葡萄酒后，他的症状转眼间就好转了。第二天，他完全康复，并得到了释放。

其实，对砷毒唯一有效的解毒剂，就是葡萄酒。从帕雷开始，很多医生都推荐将酒作为最好的解药。意识到毒杀的威胁时，人们必须特别警惕气味强烈的香料、腌制的肉、味道浓郁的汤汁。他们一旦遇到要喝肉汤的场合，就

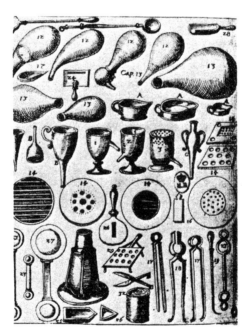

图 25　各种炼金术器具

会先空腹喝下"底野迦"①或"米特拉达梯解药"以防万一。

　　从 16 世纪来到 17 世纪，毒药也迎来了全盛期。再也没有哪个时代，毒药如此恐怖地横行，毒杀事件如此频繁地上演。据说，生来就体弱多病的路易十三，以及首席大臣黎塞留，都患上了毒杀恐惧症。他们的往来信件中，经常言及自己的健康状况，并互相提醒饮食安全。

　　根据马松博士的观点，黎塞留之所以在周围饲养那么多猫，并非仅仅因为他喜欢猫，也是为了利用动物试毒。

　　路易十三是因为直肠吸收了砷毒而死的传言，并非完全没有根据。如果是真的，那么他可能拥有某种变态的性癖，生来就是灌肠癖好者。

　　太阳王路易十四的周围，也发生了很多近亲、妻妾离奇死亡的事件。作为绝对权力的拥有者，处于世界中心的路易十四成为自满自傲的宫廷女性眼中唯一憧憬的人物，这也没有什么不能理解的。关乎家族的前途，肩负着男性的野心，这些出入宫廷的少女和夫人们，都各自怀抱着和国王同床共枕的梦想。"丈夫们将自己的妻子奉献给国王。"安德烈·莫洛亚如此写道。就这样，为了满足这位专制君主的荒淫欲望，凡尔赛宫内展开了隐秘、阴险、执念幽深的斗争。蒙特斯庞夫人的黑弥撒事件，也是其中的

————————

① 底野迦（Theriaca），一种传说中的万能解药，也是最早的鸦片制剂之一。

一环。

　　当时坊间传言，凡尔赛宫和象征着古典主义美学的路易十四辉煌盛世的背后，竟充斥着毒杀、堕胎、强奸、近亲相奸、巫术仪式等渎神的恐怖案件。生活于路易十四时代的见证人塞维涅夫人（Madame de Sévigné）在给女儿的信中，如此写道：

> 　　如果要谈论正义与否，那么在远离我们的你看来，这边的世界简直是在毒药中呼吸，在堕胎和渎神中生存吧。没错，这里的世情简直可以让整个欧洲吓到发抖。一百年后读到我信件的人们，应该会觉得目睹此番情状而度过日常生活的我们无比凄惨吧。（1680 年 1月 29 日书信）

　　就连著名的悲剧作家、时任法兰西学院院士的大文豪拉辛，也有一个传闻称他在外包养了一位女演员，后来使其堕胎并最终毒杀了对方。而传出这条恐怖谣言的人，是喜欢使用毒药的著名女巫师拉·瓦森。1680 年，拉·瓦森作为布兰维利耶侯爵夫人事件的共犯被判处火刑。在判决前，她遭受了火刑法庭的拷问，并说出了著名剧作家毒杀女演员，夺取其昂贵戒指的事实（？）[1]。因此，拉辛甚

---

[1]　原书如此。

至收到了逮捕令。但警察认为不可能追究这位受国王保护的法兰西学院院士的罪行，所以放弃了进一步调查。不过，女演员死亡的真相是堕胎后引发的腹膜炎。

在蒙特斯庞夫人之后成为路易十四情人的丰唐热（Fontanges），年仅二十岁就死于子宫炎导致的失血过多。但这起事件也是一团迷雾，有传言称她是被蒙特斯庞夫人在牛奶中下了毒。最终，明显抱有怀疑的路易十四下令禁止解剖，掩盖了事件，于是真相也就永远尘封在了黑暗之中。

被称为王弟妃的国王弟媳——亨丽埃塔·安娜·斯图亚特（Henrietta Anne Stuart）的死亡也被包裹在重重暧昧之中，引起了人们的各种猜测。她是路易十四亲弟弟奥尔良公爵菲利普的妻子。菲利普是有名的同性恋，柔弱的他经常被美少年们包围，冷落年轻的妻子。亨丽埃塔虽然也生来体弱多病，却是个性格泼辣、极有魅力的女性。因为路易十四想依靠她建立和英国的关系，所以亨丽埃塔在外交上发挥了自己的作用。但在那之后，二十六岁的她离奇死亡了。

1670 年 6 月 29 日，亨丽埃塔惯有的头痛加重，于是将菊苣根粉末冲水服下。但突然之间，她大喊"啊，好苦，我不行了"，然后倒下了。根据著名女作家拉斐特夫人（Madame de La Fayette）留下的苦诉般的证言，亨丽埃塔倒下后脸色赤红，而后迅速发黑，周围人全部陷入

惊愕，她还在继续呻吟，但因为无法动弹，就这样被抬
走了……

人们不知道凶手是谁，但大多传言认为，亨丽埃塔
的丈夫喜爱的少年洛林骑士与友人埃菲亚侯爵（Marquis
d'Effiat）串通一气在她的茶杯中下了毒。也就是说，这是
一出因复杂的嫉妒之情而导致的悲剧。砷毒、锑毒、升汞
都不会引起如此快速且激烈的死亡，所以可能是当时远赴
罗马的洛林骑士给埃菲亚侯爵送去了意大利的剧毒。——
这是圣西蒙①的观点。

亨丽埃塔的尸体最终在英国国王代理人的见证下进行
了解剖。但是，十五位医生唯一达成的共识是不存在毒杀
的痕迹，至于真正的死因则众说纷纭。一位医生主张是霍
乱。确实，死于霍乱酷似中毒，要分辨两者确实有难度。
但是，并没有发现这种传染病当时在巴黎爆发过。

有学者认为路易十四的时代和古罗马奥古斯都的时代
很像。巫师、咒术师、占星师、占梦师、贩卖媚药和堕胎
药的香料师、江湖医生全都麇集到罪恶之都巴黎。法国各
地的乡村也频频爆发"卢维耶事件""卢丹事件"这样集
体性的恶魔附身事件。修道士将灵魂奉献给恶魔以制造媚

---

① 圣西蒙，指圣西蒙公爵路易·德·鲁弗鲁瓦（Louis de Rouvroy，
1675—1755），法国军人、作家，其回忆录是其所生活的时代的重要历史
记录。

药和毒药的传言也有不少。

　　女巫的家从早到晚都有"穷人步行前来，贵妇人乘马车而来。她们总在快靠近时下车，戴上面具、垂下帽檐，隐藏自己的面容。通报预先定下的暗号，门扉就会悄悄打开。到访者稍等片刻，就会被带到女占卜师面前。接下来的诡异场面，会让大部分访客颤抖……对方下定了决心，女巫也不会啰唆劝告。女巫会告诉来客，想杀掉丈夫的话，就带着他的衬衫来，而后她用含有砷毒的肥皂洗过后还给对方……别的方法还有很多。女巫递给客人的水看起来平淡无奇、无色无味。她教对方将这水放入食物、饮品或灌肠剂中。其实，水中有溶解的砷毒，含量则是饮用一段时间后，丈夫才会在某天死掉的程度。"（F. 拉韦松 [Félix Ravaisson]，《巴士底档案》，1870）

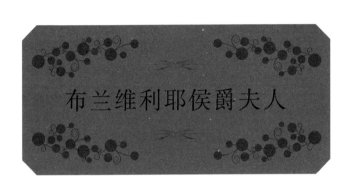

布兰维利耶侯爵夫人

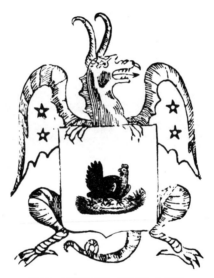

图 26　黑弥撒教典《赤龙》的插画

约翰·狄克森·卡尔的小说《燃烧的法庭》涉及 17 世纪著名的毒杀狂魔布兰维利耶侯爵夫人，讲述了极为奇异诡谲的故事。在我的印象中，它当属卡尔数量庞大的作品群中最精彩的梯队。

因为我读得很早，所以忘记了大半情节，总之大概是相当于布兰维利耶侯爵夫人转世的女性出现在了 20 世纪。她看到漏斗会害怕的情节令我印象深刻。

为什么会害怕漏斗呢？因为侯爵夫人受火刑之前，曾经在法院的拷问室遭受水刑拷问——口中塞上漏斗，不间断灌入大量凉水使人窒息。这种恐怖的记忆，大概像代际遗传一样留给了这位女主人公……

那么，这位在推理小说界鬼才笔下登场的著名毒杀狂魔——布兰维利耶侯爵夫人，究竟是什么来历呢。

下面，就让我们描绘她的简略肖像吧。

1630 年 7 月 2 日，日后将成为侯爵夫人的玛丽-马德莱娜·德奥布雷（Marie-Madeleine d'Aubray），降生在巴黎一位司法官家中。玛格丽特容貌秀美而充满才气，性格则见异思迁，容易迅速陷入对某物的狂热中。不知是淫乱还是愚蒙，少女时代的她就依次与哥哥们发生过关系。1651 年，她嫁给了安托万·戈布兰·德·布兰维利耶侯爵（Antoine Gobelin de Brinvilliers）。侯爵是一个富有、耽于逸乐，同时又愚笨的老好人。

当时的贵族社会大抵没有例外，玛格丽特也被丈夫随意冷落，每天独守空闺，于是她开始狩猎周围的男性。她的恋人中有纳代拉克侯爵、孩子们的家庭教师布里安库尔（Briancourt）等人。但她最认真对待的一位情人，是丈夫的友人、经常出入家里的骑兵队军官戈丹·德·圣克鲁瓦（Godin de Sainte-Croix）。圣克鲁瓦出身于加斯科涅地区的名门望族，喜欢自我吹嘘。

侯爵本人也是爱好游乐的人，能够完全无视夫人在家中的胡作非为，但保守的岳父大人则看不得家中出现这样败坏德行的事。他利用自己司法官的身份，颁发拘捕令，将女儿的风流情人圣克鲁瓦投进了巴士底监狱，刑期六周。

谁知这位时髦的圣克鲁瓦以前就对化学和药学颇感兴趣，他居然在巴士底监狱遇到一位名叫埃克西里（Exili）的罪犯，并从那里学到了制毒的秘方。据说这位意大利人埃克西里是有名的毒杀犯，在教宗英诺森十世的时代曾经毒杀超过一百五十人。

差不多同时，布兰维利耶侯爵夫人也频频出入巴黎市立慈善医院，谎称探望贫困病人，愉快地将加入毒药的葡萄酒或饼干分给他们。这永远都不会被发现。

到底从何时起，她从这种危险的兴趣中尝到了快感呢？或许她受到了圣克鲁瓦的影响。然而，这种趣味很快就和她内在的气质相融了，几乎可以看作先天性的存在。毒药实验的对象很快就再不限于病人，家中的女佣弗朗索瓦丝从夫人那里得到几杯醋栗糖浆和火腿切片后，差一点就下了黄泉。

圣克鲁瓦出狱后，下决心要用埃克西里交给他的制毒法复仇。为恋人神魂颠倒的侯爵夫人马上响应，不惜践踏血缘，给父亲投毒。她每天少量投放，八个月后杀死了父亲。

碍事的父亲死后，侯爵夫人愈加放肆。这次她为了一个人独占遗产而杀死了两个哥哥。行动发生在1670年，由对夫人言听计从的男仆拉·肖塞（La Chaussée）动手，进行得非常顺利。

两个哥哥死得很痛苦。尸体解剖（毕竟刚刚还很健康的人突然身亡）的结果存在疑点，但因为夫人周围的人口风很紧，调查当即不了了之。

夫人的毒杀爱好已经犹如天生，让她完全沉迷其中。

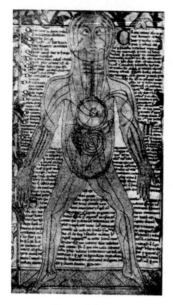

图 27　解剖图。
选自 13 世纪的手抄本

接二连三的成功，使得她还想将手伸向昔日的恋人布里安库尔。之后又觉得大女儿愚笨，不如干脆杀掉省事。最后，在得知丈夫有男色关系后，不堪嫉妒的她终于决心毒杀丈夫。

老好人布兰维利耶侯爵怀疑自己被不忠的妻子下毒，便从友人圣克鲁瓦那里得到了解药，最后自然没有死，算是因为奇妙的关系勉强保住了自己的性命。

最后担当侯爵夫人忏悔神父的埃德姆·皮罗（Edme Pirot）听到了更多细节。布兰维利耶侯爵夫人谨慎地长期投放微量砷毒，导致周围人都以为侯爵是为脚部的炎症所苦。她坦白，如果一次性大量投毒，产生的效果太迅速，自己的罪行就会败露。

其实对圣克鲁瓦来说，布兰维利耶侯爵夫人已经成为一个麻烦的负担。他深感如果一直与这个危险的女人牵扯在一起，不知道什么时候就会引火上身。事实上，他也确实在夫人的毒杀计划之列。另一方面，在侯爵夫人杀死两个哥哥后，圣克鲁瓦曾多次向夫人大额借钱，在取回借条之前，他不能冲动地动手。于是，圣克鲁瓦把各种证据都谨慎地保存在箱子里，准备用在非常时刻。箱子中还有其他毒药瓶以及夫人写给自己的三十四封情书。

所以，这对恋人一直处于你死我活的心理拉锯战中，但没想到，这场暗中斗争结束得十分意外。圣克鲁瓦最后死得很突然。不知道是得病，还是在位于莫贝尔广场小巷的自家里进行毒药实验时误食了毒药。总之，可以明确的一点是他并非被侯爵夫人所杀。1672 年 7 月，他的住宅被贴上了封条。

打开封条进入房间搜索的警察发现了一个可疑的箱子，贴着圣克鲁瓦手写的一张纸条。

　　我对发现了这个箱子的您，有一个最低的请求，能不能把它送回给住在新圣保罗街的布兰维利耶侯爵夫人。箱中的物品全部与夫人有关，只有她一个人应该拥有，对于她之外的任何人来说，这些都是无用的东西。如果她比我早死，就请不要打开箱子，将它烧毁吧。我向神圣的主起誓，如果我在此陈述的全是事实，将不会有人想要掀起盖子……

如果读了这样的手记不被煽动起好奇心，那才奇怪

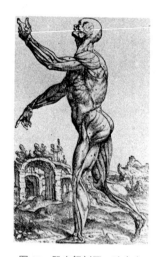

图 28　肌肉解剖图。选自安德雷亚斯·维萨里（Andreas Vesalius）《人体的构造》（*De humani corporis fabrica*，1543）

吧。警官将箱子小心保管好，拿到了上级家。

侯爵夫人得知此事后陷入了不安，暗中买通司法警察，贿赂负责的官员，使用了很多手段，但都不奏效，箱子还是被打开了。箱子中的瓶子被发现了，官员用动物测试其中盛放的物质，动物很快就死了，里面的物质被确认为砒毒。

知道自己将受到怀疑，夫人暗中藏身到了乡下，并宣称箱中的信件都是伪造的。但夫人忠诚的男仆拉·肖塞由于和圣克鲁瓦有金钱往来而被逮捕。他因被当作毒杀嫌疑犯而遭受了足枷拷问，于是将所知和盘托出，当天就被车裂处死。那是 1673 年 3 月 24 日。

逃亡伦敦的侯爵夫人因为缺席审判被判斩首。接着英国政府对夫人发出追捕令，但她成功逃至荷兰，又辗转逃至皮卡第、瓦朗谢讷、列日等地。在列日的修道院暂时藏身时，她被一名叫弗朗索瓦·德格雷（François Desgrez）的警察逮捕。那是 1676 年 3 月 26 日。

　　听说她将被押送回巴黎时，看热闹的人群沿街聚集，争相一睹这位著名毒杀犯的真容，这种心理古往今来都没有改变过。被收押后，她想取回一部分属于自己的物品，其中就包括圣克鲁瓦留给她的那只装有毒药瓶的箱子。她震惊世人的除了毒药本身，还有一本可耻的"自白书"。

　　为了拿回圣克鲁瓦的箱子，成为阶下囚的布兰维利耶侯爵夫人用尽了办法去诱惑狱卒。而当知道已经没有希望时，她竟然吞食碎玻璃片并将棍棒塞入肛门企图自杀。由此可见，她实在是一个异常彪悍的女人。

　　在侯爵夫人那封有名的"自白书"中，不宜公开的极端恶劣行径悉数登场。比如纵火、与兄长近亲相奸、手淫、口交、与有妇之夫通奸、鸡奸、堕胎等，不胜枚举。

　　她把自己一生中犯下的所有毒杀案，全部悄悄地在这份"自白书"中做了详细记录。但是为什么她会专门将自己的罪行白纸黑字地留下来呢？

　　在解答这个疑问之前，我们必须了解一点，那就是有史以来所有的毒杀狂魔，几乎都无法抵挡那种将自己的大罪一桩桩袒露在他人面前的诱惑。

　　布兰维利耶侯爵夫人也一样。她对共犯拉·肖塞、曾是情人的家庭教师布里安库尔全都坦白过自己的秘密。有一天晚上，喝醉的她还向药店的年轻女子展示粉末状提取物，得意地说："我要用这个向敌人复仇，用它来获得遗产。"……

但在梅济耶尔进行的第一场审问中，她顽固地否认了自己所写的自白。随后她被移交到隶属巴黎法庭的监狱中。在 1676 年 4 月 29 日至 7 月 16 日之间，拉穆瓦尼翁（Lamoignon）法官对她进行了二十二场审问。

在审判中她没有一刻丢弃作为贵族的自尊和威严，始终对着审判席昂首挺立，这让众人无比惊叹，甚至感到恐惧。难道她毫无感情吗？先天地丧失了道德标准吗？

她连一滴眼泪都没有流。作为证人出庭的布里安库尔花了十三个小时想要让她说出悔恨的话，招数用尽后也只好承认无药可救。而侯爵夫人只回应了一句："如果是你的话，难道会在这里哭吗？明明是个男人，却这样没有骨气吗？"

著名律师尼韦勒（Nivelle）接受了这项不可能的辩护委托。这名律师斥责圣克鲁瓦是个恶魔一般的男子，他引用神学书籍中的文章举证，并反复主张被告自己写的自白文不能当作证据。不过，这种巧妙的辩护并没有打动法官。

7 月 15 日，被告获得了最后一个反省和悔过的机会，但侯爵夫人一如既往以沉默回应。

然而当索邦大学神学教授埃德姆·皮罗接手后，这位到此为止都主张毫不知情的夫人，突然之间被抽空了所有力气。就像中世纪的儿童虐杀犯吉尔·德·雷（Gilles de Rais）面对受害者的家属时突然开始流泪并向上帝忏悔的场面一样，或许不论多么强韧的精神，都有放松的瞬间。能巧妙运用这个瞬间的，就是优秀的忏悔神父。因为这份忏悔极为令人感动，索邦大学的神学教授甚至怀疑自己面前的是位圣女。

虽然 7 月 16 日判决下达，但他认为刑罚对一位夫人来说太过恐怖，请求重新审理。不过也有人认为，犯人之所以在最后将一切坦白，不过是因为受到火刑法庭的拷问，难以忍受皮肉之苦。

所谓火刑法庭，是 17 世纪波旁王朝治下专门审理巫术及毒杀一类特例案件、宣判火刑的法庭。火刑法庭会用黑布围挡，哪怕是白天也只用火把照明，散发着阴森的气氛。

这种拷问的恐怖程度，可以和 15 世纪恶名昭著的黑衣修士托尔克马达（Torquemada）主持的马德里异端裁判所的残酷程度相提并论。在那里，最普通的拷问工具是鞭子、车轮、木马，对重刑犯则会烧烤他们的手脚，拔掉指甲，在脚踝加上足枷慢慢收紧，甚至会给犯人的口、耳、鼻灌入熔化的铅液，当然也会用漏斗大量灌入冷水，总之极狡诈、残忍之能事。

布兰维利耶侯爵夫人所遭受的拷问在约翰·狄克森·卡尔的书中也有提及。那就是水刑这种会造成极端痛苦的手法。即便是她，也败给了这样的拷问吧。

这次拷问后，她被专门运送弑亲者的护送车连夜从法

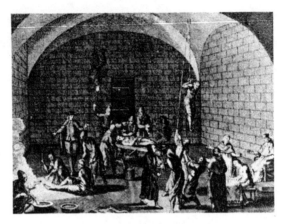

图 29   异端裁判所

庭监狱送到了巴黎圣母院，准备最后在格列夫广场执行死刑。天亮后，在观众如雨点一般的咒骂声中，刽子手砍下了侯爵夫人的头颅。她死时只有三十七岁。这颗头颅，直到最后都保持着贵妇人的高傲，昂然抬起。

"她可怜娇小的尸体在行刑后又被烈火焚烧，骨灰随风飘散。"塞维涅夫人如此写道，"所以，我们都呼吸着混有她骨灰的空气，与她进行着灵性的交流，同时被她带着毒性的气质渗入……"

塞维涅夫人的不安，从某种意义上来说，或许和担心原子弹实验产生大气污染的 20 世纪人类的心理同构。我们相信科学，17 世纪的人们则相信恶灵的存在。

行刑的第二天，善变的巴黎市民就去捡拾"新的殉教

者"的遗骨了，他们用棍棒搅动着烧焦的热灰。如果被认
定为布兰维利耶侯爵夫人的遗骨，就可以作为护身符卖出
高价。当然，这就是后话了。

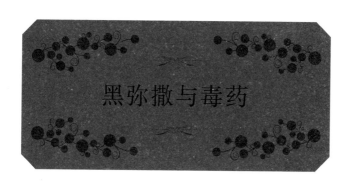

黑弥撒与毒药

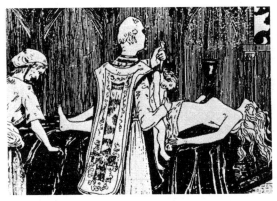

图 30　吉堡神父与蒙特斯庞夫人的黑弥撒

1677 年 9 月 21 日，警察在巴黎圣安东尼街区的教堂，扣押了一封诡异的匿名信。信中写到一件极其疯狂的事——国王和王太子将在近期被毒杀。

因为当时巴黎频频发生毒杀案件，所以警察对此表现得格外神经紧张。而且就在不久前，王弟妃刚因为喝下了药水而奇怪死亡。一直没有找到凶手，调查也陷入了僵局。因为这种种原因，警察对这封匿名信格外重视，经过两个月的严密调查，那段时间与"黑弥撒"和贩卖毒药有关的很多人都被当作嫌疑人抓了起来。但是，铺展开的搜索线上又浮现出一个特殊的嫌疑人，那就是国王路易十四的情人蒙特斯庞夫人，事情变得麻烦起来。警察局长拉·雷尼（La Reynie）不可能不为此而头疼。

这就是历史上著名的波旁三朝"毒药事件"的开端。这之后，贵族、贵妇、资产阶级、怪异僧侣一个接一个被带到法庭，作证、坦白，整个巴黎城陷入一片混乱。

警察的密探在各处悄然活动。接不到委托的糟糕律师佩兰（Perrin）也是警察的密探。某天，他出席为巴黎上流人士服务的裁缝维戈罗（Vigoreaux）夫人举办的宴会，发现了有名的女占卜师玛丽·博斯（Marie Bosse）。佩兰的第六感非常准。果然，酒足饭饱后，宾客们就陷入了混乱，这位女占卜师借着醉意，大声说道："毒杀，可是门好生意。再杀三个人，我就能发财了。到时候我就金盆洗手。"

敏感的佩兰可不会听漏这样的信息，他迅速报告给了警方。1679 年 1 月 4 日清早，玛丽·博斯还在家中睡觉，就被警察破门而入，不容辩解地逮捕了。两个月后的 3 月 12 日，著名的毒药女巫拉·瓦森被捕，靠的就是玛丽的证言。

随着调查的推进，拉·瓦森也在拷问中屈服，开始坦白罪行，而负责的法官则被事件之怪异吓破了胆。所谓"恶魔崇拜"只是中世纪的遗物，谁都不相信在 17 世纪路易十四治下如此辉煌繁荣的波旁王朝，这种古老而阴森的迷信活动会在巴黎城的中心进行着。

拉·瓦森嫁给了破产的珠宝商安托万·蒙瓦森（Antoine Monvoisin）。她从年轻时就很有看破人们心理弱点的天赋，所以悉心钻研手相、塔罗牌、骨相等等。她在博勒加尔街购置了配有庭院的豪宅，和丈夫、女儿三个人住在

一起，并在这里招待众
多客人。身为女主人的
她，就像古代拜占庭帝
国的女皇一样，身上的
红色天鹅绒长袍上用金
线绣着双头鹰。

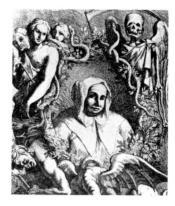

图 31　拉·瓦森画像

她将贵族、政治家、
商界要人邀请到家中，
举办高雅的晚宴及音乐
会。而她自己也出入索
邦大学，拥有能与教授们讨论占星学的学识。她对待自己
的客人很亲切温和，酒水和食物也丰富美味，来的人全都
愉悦地与她商量自己的生活问题。

但是，在这品位高雅的客厅后面，则隐藏着恐怖的毒
药实验室，以及化妆品、媚药、堕胎药的制造间。在她的
豪宅中也雇有药剂师和产婆。有一个房间还备有巨大的熔
炉，总是散出令人恶心的刺鼻烟雾，那是为了烧掉药物残
渣和流产的婴儿。根据拉·瓦森的供认，十年间她在这里
处理了两千多个婴儿。这里还为恶魔崇拜仪式准备了人类
油脂做成的蜡烛。

以头巾掩面的贵妇们，来到她的宅邸，购买媚药、堕
胎药，以及砷之类的毒药。这些给拉·瓦森带来了巨额收
入。这门生意后来又和基督教会中堕落的司铎捆绑在了一

起。看来在任何一个时代，毒药师最终都会和巫师合流。

他们购买妓女生下的那些没有父亲的孩子，或从街上偷盗别人的孩子，在举行黑弥撒时杀掉，用圣杯盛接鲜血。被欲望支配的堕落僧侣从拉·瓦森那里获得报酬，主持这种血腥的仪式。

围绕在拉·瓦森周围的背德司铎中，有犯下叛教罪及虐杀幼童罪的马里耶特神父和勒·梅根神父，有在恶魔崇拜仪式中强奸了一名十五岁少女而被判死刑的图尔奈神父，有为了制作蜡烛而向刑场的差役购买人油的达瓦神父。但最有名的，还是被称为"斜视老人"的巫师——埃蒂安·吉堡（Étienne Guibourg）神父。

虽然真假未知，但据说吉堡发明了一种奇妙的毒药，名为"Avium risus"，意为"邪恶的笑"，别名"蓝色青蛙"，听说吃下这种毒药的人会一直发笑至死。

根据吉堡的证言，一个叫皮农·迪马特莱（Pinon Dumartray）的最高法院法官曾经买过这种毒药，企图毒杀国王。虽然迪马特莱并没有成功，但他的动机是国王曾经因为无中生有的罪名，将当时的财务大臣富凯（Fouquet）关入大牢并最终毒杀。

1680年，富凯在皮内罗洛城死亡时，确实有毒杀的传言蔓延开来。也有不少人暗自不满国王的不当处罚。富凯是一位保护文学家和艺术家的有为政治家，但因为他经常向国王的宠妃路易丝·德·拉·瓦利埃（Louise de La

Vallière）表达好感，所以引起了国王的猜忌。之后国王以贪污罪调查他，并处以终身监禁。据说"铁面人"[①]的原型就是富凯。

另外，之前因为"毒药事件"而一网打尽的嫌疑人中，混入了大量被骗来从事毒药买卖，但并不知其中原委的普通人。就像毒品地下贩卖网络一样，他们之间已经形成一种类似秘密结社的组织，不同地点之间都有联络，必要的药物不足时就从地方寄到巴黎。根据拉·瓦森公开的情人，从事各种奇怪生意的勒萨热（Lesage）神父透露，毒药贩卖者与德国、瑞典等国家都有联络。

这起事件，最开始共传唤了四百余人。1679 年 4 月10 日开设了有名的火刑法庭，经过三年多迂回曲折的审理，1682 年 7 月 21 日下达了最后的审判结果。但被处以极刑的只有三十六人，其他人利用政治关系或王室人脉而免于极刑，多被流放到国外或直接保释。看来，所谓审判，古往今来都满是不公。

不过，审判的结果说明了一点：当时的贵族夫人及资产阶级夫人们因为恋人而想杀掉丈夫的情况非常多。这让世间的丈夫们都陷入了恐惧。

比如普拉永夫人（Marguerite de Poulaillon）的案件。

---

① 铁面人，指大仲马的长篇系列小说"达达尼昂浪漫三部曲"中的第三部《布拉热洛纳子爵》（ Le Vicomte de Bragelonne ou Dix ans plus tard ）中的第三部分"铁面人"（ "l'Homme au masque de fer" ）。

她是香槟地区山林监管官员的妻子，因为丈夫专横、粗暴，她先是试图用咒术杀死对方，可是没有成功，之后听从女巫玛丽·博斯的意见让丈夫穿上染了砷毒的衣服。但丈夫只是抱怨身体痒得不行，依然没有如她所愿走向死亡。这次她又雇了杀手，却还是失败了。这样一来，丈夫终于将妻子送上了法庭。

但普拉永夫人貌美、聪慧、巧舌如簧，法官完全被拉拢了，最终只判她流放国外这样的轻微惩罚。另一个名为布吕内的资产阶级女性也被问罪谋杀丈夫，但她在法院毫无交际关系，被判处极刑，双手被斩断后又被绞首，最后尸体还被焚烧。

至于布永公爵夫人，简直像女王莅临一样，威风地登上了法庭，用讽刺的语气戏弄法官，让他看起来滑稽可笑。根据伏尔泰的记录，当被问到"有没有见过魔鬼"时，夫人轻佻地回答："是的，现在就在我眼前。魔鬼非常丑陋，一脸穷相，还穿得像差役一样。"而法官则只能苦着脸沉默。

应该被视为"毒药事件"主犯的拉·瓦森，承认自己犯下了不计其数的谋杀，于1680年2月20日被处刑。否认陈述、撤回证词这些不体面的推脱，她一概没有，得到了非常符合暗黑世界女王身份的死法。有名的书信文学家塞维涅夫人感叹于她这种堂堂正正的恶人姿态，留下了一段评价：

在被带去圣母院的路上，她完全没有乞求饶恕
自己的罪行。终于到达格列夫广场后，她为了不从囚
车上下来，用尽了全力。最后差役强行将她拉出。她
被铁丝绑住，固定在了薪柴堆上，身上还围了稻草。
她大声地咒骂着，五六次将稻草推开。但烈火一旦熊
熊燃烧起来，很快就看不到她的身影了。我想她的骨
灰，现在就悬浮在这空气中吧。（1680 年 2 月 22 日
书信）

然而相比火刑，弑君谋反之罪的惩罚更令人畏惧，
拉·瓦森到死都没有供出蒙特斯庞夫人。而这名共犯，和
国王路易十四之间有七个私生子。

但是，勒萨热、吉堡、拉·瓦森的女儿玛格丽特·蒙
瓦森（Marguerite Monvoisin）并不如她刚毅，说出了很多
对蒙特斯庞夫人不利的证词。备感震惊的路易十四，立即
下令销毁了审判记录。

蒙特斯庞夫人是个充满野心的女人，她将路易十四
的宠妃路易丝·德·拉·瓦利埃赶走，自己取代了她的地
位。但只要一感到国王冷落了自己，她就会出现在拉·瓦
森的豪宅中，大量购买让国王服用的媚药，并举行诅咒
德·拉·瓦利埃的黑弥撒。知道真相后，宫廷内人人都为
她的执念之恐怖而战栗。

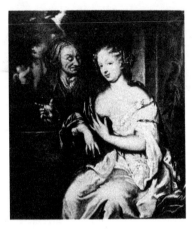

图 32　蒙特斯庞夫人像

　　蒙特斯庞夫人并非仅仅在拉·瓦森的介绍下参与吉堡的黑弥撒，她甚至提出自己要在仪式中全裸担当祭坛的角色，可以说完全不知羞耻。黑弥撒从很早以前就是在裸女的腰上进行的。

　　但是国王还是开始对这位三十八岁的中年女性感到厌倦了。虽然她努力想要赢回国王的宠爱，但也明白希望渺茫。当国王有了新恋人丰唐热后，她就开始考虑弑君。她原本准备派出贝特朗和罗马尼两位杀手，但杀手也知道这样的罪名太过重大，所以退缩了。

　　于是，蒙特斯庞夫人再次出发与拉·瓦森商议。这位毒药女巫以事成后得到十万埃居为要求，向夫人提供了一条秘密计策。那就是将涂有毒药的请愿书呈给国王。但这个计划没来得及实现，警察就逮捕了拉·瓦森。

总之，"毒药事件"最后的解决很暧昧，留下了糟糕的余韵。警察局长拉·雷尼想追查真相，但政府发动指挥权下令终止调查。这样做是怕不小心暴露出王室丑闻，引起颠覆王座的后果。虽然拉·雷尼心中愤懑，但也不得不从案件中抽手。

警察无法果断处理这起案件的原因还有一个，那就是没有针对巫术的完备法律。但到了1682年，自己也尝到苦头的路易十四颁布了一条将毒杀和巫术不加分别、同等惩戒的法令。

法令称："一切热衷预言、自称占卜师的男女，一经发现，立即流放国外，并剥夺其人身自由。明确使用过毒药者，不论受害者生死，一概处以死刑。禁止医生和药房人员之外的任何人，在未获得许可证的情况下，以医疗、实验或其他任何名义使用蛇、蟾蜍、蝮蛇等有毒的爬行类与虫类。"

虽然具体年代无法确定，但大概是在17世纪的最后阶段，出现了一种恐怖的毒药，那就是有名的"托法娜仙液"。据说它发祥于意大利，大面积流行过，但也有人怀疑它是否真的存在。至于名为"托法娜"的恶女，在不同的时代共有三位。

第一位于1634年在巴勒莫被处决。第二位于1651年在罗马平静地死去。第三位于1780年左右隐居在罗马一座修道院中，向秘密来访的女性售卖一种小瓶子。瓶身的标签上写着"那不勒斯水""佩鲁贾水""巴黎圣尼古拉斯的食粮"。它表面上是化妆品，其实是剧毒药品。（顺便一提，也有人认为托法娜仙液由波吉亚家族发明，但这完全是错误的观点。）

总体上而言，托法娜仙液有两种。根据奥地利查理六世的御医加勒利（Garelli）的说法，一种是用金鱼草（*Antirrhinum majus*）加水蒸馏出液体，然后溶入亚砷酸，最后加入斑蝥粉末；另一种虽然也是以某种植物为基础制成，但完全无色无味，就算看到也完全不会料想那是毒药。

1739 年版的《著名裁判集》中写道，托法娜仙液"像山泉清水一般透明，而且无臭无味。所以人们经常对它放松警惕。这种毒液侵入胸腔后很容易引起无法治愈的炎症。若造成死亡，则很容易被当成肺炎致死"。

著名的托法娜仙液是亚砷酸溶液和毒草提取物制成的。如果一天内喝下五六滴，虽然最开始只会感到一丝不舒服，但慢慢就会失去食欲，不久后就会完全无法进食。随后会有强烈的疲惫感，不断衰弱。最后，在医生也无法诊断出原因的状态下，忍受几个月憔悴的生活，如烛火熄灭一般走向死亡。（加尔捷［Galtier］，《法医学的毒药学》，1845）

传言托法娜有一位狂热的女徒弟，名为斯卡拉。她是有名的毒妇，领导着一个一百五十人的女性毒杀团体。这个毒杀团体的行为方式，似乎是杀掉虚弱或年迈的丈夫来解决麻烦。

或许托法娜和斯卡拉的秘密传给了后人吧。直到 18 世纪末期，托法娜仙液依旧能在世间播下谣言的种子，意大利化学家非常清楚它的危险性。连司汤达 19 世纪初写的《罗马漫步》中，都能见到有关托法娜仙液的段落，我想引用如下：

> 哪怕直到距今四十年前，依然有人相信托法娜仙液的存在。这是一种无臭无味的液体。每周饮一滴，两年后就会死亡。在这两年中，不生病则罢，一旦生病，不论多微不足道的小病，也会丢了性命。这正中投毒者下怀。托法娜仙液加入咖啡或巧克力都不会减弱它的药效。只有加入酒精中，才会在一定程度上消解它的作用。（1828 年 4 月 5 日）

17 世纪药剂师的水平，总体来说都不高，但还是有几位格外卓越。受到富凯夫人庇护的瑞士人克里斯托弗·格拉泽（Christopher Glaser）就是其中一位。他一边在巴黎植物园教化学，一边出版了轰动欧洲的《化学概论》（1668）。他第一个将硝酸银制成棒状，并以"腐蚀银剂"的名义出售。

可怜的是，格拉泽被布兰维利耶侯爵夫人事件牵连，蒙受了污名，只能离开故土。布兰维利耶侯爵夫人在法庭上供认自己曾几次从格拉泽那里购买毒药，并学到了调制毒药的方法。

拉·瓦森称雄黄和雌黄才是毒药之父，在那个时代，砷毒的确可以说是真正的毒药界之王。这些含有砷的硫化物，主要产自德国萨克森地区。

至于加入灌肠器的毒药，升汞有段时间在投毒者中很流行，但也完全无法与砷毒相提并论。布兰维利耶侯爵夫人也好，普拉永夫人也好，都选择使用砷。

尤其是普拉永夫人，她在向法官坦白之前完全骗过了世人的双眼。渗入了高浓度砷毒的衬衫让她丈夫身体的一部分出现了类似性病的溃烂，引发了严重的炎症，但看诊的医生只是当作梅毒的肿疮。如果不是丈夫自己起了疑心，医生还会以治疗梅毒为理由，让患者喝下水银或其他药物，这不更是眼睁睁地将他推向死亡吗?

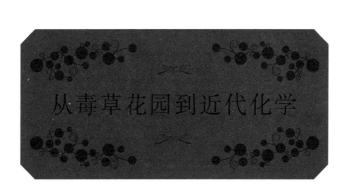

从毒草花园到近代化学

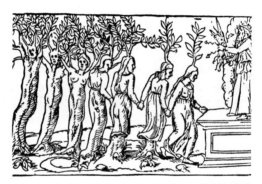

图 33 化为树木的少女们。科伦纳（Colonna）著
《寻爱绮梦》（*Hypnerotomachia Poliphili*，1499）插画

古代帕加马王国的最后一代国王阿塔罗斯三世（Attalus III，卒于前 133）和本都国王米特拉达梯六世等君主，都曾在王宫的庭院里建造面积广大的毒草花园，召集起大批学者，全心投入毒药研究。这样的逸闻极大地刺激着我们关于浪漫主义犯罪的幻想。

当然，这些君王并非出于什么浪漫的冲动，而是出于对暗杀的恐惧心理，也就是以自保为目的，才倾注心血研究毒药和解药的，因此还会在王宫内进行残酷的实验。但是以我们 20 世纪的眼光来看，他们的毒药事业幼稚、可笑，只是天真的国王在自娱自乐而已。

小亚细亚西北部的帕加马，因为富有的阿塔罗斯王室鼓励学问和艺术，所以成为希腊文化的一大中心而蓬勃发展。据说阿塔罗斯三世甚至因为对雕塑的兴趣而枉顾政治。传言他因为用擅长的毒药毒死了亲属才继承王位，结果饱受良心的苛责而闭门不出。关于他自己死于中暑的传闻也很有趣。总之他好像是一位喜欢庭园和植物的国王。

实际上，即使成年后，有的人也会对植物园、动物园和水族馆抱有猎奇的癖好。并非只有古代帝王才有此倾向，我等也是同类。而毒草花园这种通向死亡的不祥之所，具有甜美、奢华、妖冶而腐烂的魅力，进一步牵动着我们的幻想。

日本有悠久的草药学传统，因此，仍有著名的古老毒草花园留存在各处。现在我就能想起在箱根强罗公园发现的一个小型毒草花园。

那是两三年前的事了。我和某位女性朋友一起坐缆车下了早云山，参观了"世界救世教"的箱根美术馆[①]之后，随意走进了附近的公园。公园的角落有一处围着栅栏的小型毒草花园，里面立有小小的木制名牌，写着植物的名称：日本马桑（*Coriaria japonica*）、乌头、垂序商陆（*Phytolacca americana*）、日本莽草（*Illicium anisatum*）、毒芹（*Cicuta virosa*）、酸模（*Rumex acetosa*）。

恐怕没有游客会对毒草花园感兴趣吧。周围没有人。我记得在太阳落山后的黑暗中，白色的花朵在微风中摇曳，枝叶发出窸窣的声响，这些毒药植物安静而孤寂的模样有种挥之不去的余韵……

---

① 世界救世教是冈田茂吉于 1935 年创立的新宗教团体。箱根美术馆为其本人设计，1952 年开馆，主要展示日本古代至江户时期的陶土制品。

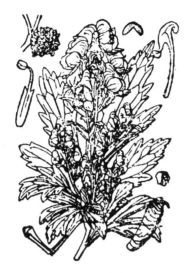

图 34　乌头

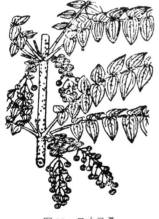

图 35　日本马桑

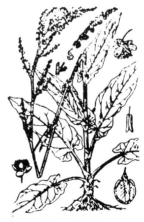

图 36　酸模

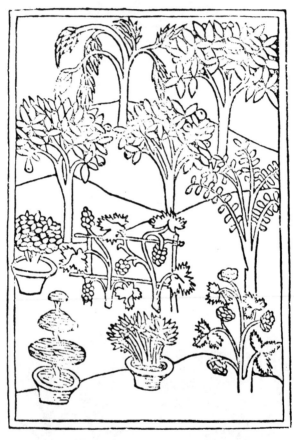

图 37　选自康拉德·冯·梅根伯格（Konrad von Megenberg）
《自然之书》（*Das Buch der Natur*，1475）

　　西方有几本小说是以毒草花园颓废而甘美的形象为题材的。其中之一就是纳撒尼尔·霍桑的《拉帕西尼的女儿》（*Rappaccini's Daughter*）。

　　老植物学家拉帕西尼营造了一个奢华的毒草庭园，自己的漂亮女儿从小就长在这样的毒药环境中。结果爱上女儿的年轻学生与她一起在禁忌的花园中散步时，也全身染上了毒素，拥有了受过诅咒一般的身体，对昆虫和蜘蛛轻轻吹气，就能将其杀死。故事的最后，被恋人责备的女儿对自己的命运感到绝望，吞下了本韦努托·切利尼（Benvenuto Cellini）制作的解毒剂而死去。

　　也就是说，"拉帕西尼的技艺彻底改变了女儿身体的天性。对她来说，毒已经成为生命，所以解毒剂只会让她死亡"。

　　俄罗斯颓废派作家索洛古勃（Sologub）创作的《毒园》与这个故事很相似。穿着全黑衣服的怪异老植物学家以及爱上女儿的纯情学生的登场，与《拉帕西尼的女儿》完全相同。

　　女儿从小就在毒草花园中长大，全身渗透了毒素。某天晚上，这对情侣在花园中秘密约会时，少女公开了自己身体的秘密，并劝对方快点离开，但陷入爱情的少年并没有同意。于是在美丽的月夜，在毒园花朵盛放、香气浓郁的花丛中，两人接吻了。之后他们像睡着了一般，在月光的魅力和花园的毒气中迷醉地死去。

在萨德侯爵的《恶德的荣光》中，女巫杜兰也建造了一个奇特的毒草花园。朱莉埃特和克莱尔在这里购买了有毒的绿色蟾蜍粉。

"长期少量服毒可以逐渐训练出具有免疫力的身体"这种说法，从罗马历史学家科尔奈利乌斯·奈波斯（Cornelius Nepos）所讲述的米特拉达梯国王的故事开始，到后来大仲马的《基督山伯爵》，乃至当代推理小说（比如多萝西·L. 塞耶斯的《剧毒》[Strong Poison]）中都有出现。

《基督山伯爵》中检察长维尔福的夫人企图谋杀丈夫与前妻所生的女儿瓦朗蒂娜，基督山伯爵就对夫人进行了一场如下文所述的毒药学讲解：

> 假设毒物为马钱子碱（一种从印度植物马钱子中提取的高毒性生物碱）。第一天服用 1 毫克，第二天服用 2 毫克，那么在第十天结束时，您就已经能服下 1 厘克①毒药了。像这样逐步加量 1 毫克，在第二十天时就可以毫无障碍地吞下 2 厘克毒药，而这个药量对于没有事先如此训练的人已经非常危险了。这样一来，一个月之后您和投毒目标一起喝下含有毒药的水，就只有对方会中毒而死了。

———————————

① 厘克，一种不太常用的计量单位，用字母 cg 表示。1 厘克等于 10 毫克。

可见，投毒杀人的方法在犯罪学上已经相当精湛，投毒事件不仅是在王室和贵族周围进行，19世纪后在普通百姓的生活中也频频发生。从19世纪中叶开始，平民就已经可以轻易买到砷和磷了，这是由于工业革命和相关产业发展的缘故。

也就是说，毒草花园这种中世纪式的浪漫阴影已经藏起身来。犯罪，开始和现代科学相结合，在工业城市中大摇大摆地穿行了。

以下统计来自拉卡萨涅（Lacassagne）博士，展示了发生在法国的毒杀案件数的年度推移。（《法医学概论》[*Précis de médecine Légale*]，巴黎，1906）①

1830—1835	115 件
1840—1845	250 件
1850—1855	294 件
1860—1865	191 件
1870—1875	99 件
1880—1885	49 件
1890—1895	54 件
1895—1900	34 件

① 此处对该书（654页）所列数据的引用并不完整，且其中1860—1865年的数值应为181件。

　　从中可以看出，毒杀案件在 1840 至 1855 年间达到峰值，之后就逐渐减少了。请注意，1850 年刚好是开始使用有毒的黄磷火柴的时间。对无产阶级来说，"火柴汤"就是最简单的下毒法。

　　而毒药的分类，也不能再局限于过去单纯的动物、植物、矿物三分法。在中世纪药剂师的观念中，制毒并不需要非常复杂的化学式、结构式来规范。继 17 世纪药剂师格拉泽之后，舍勒（Scheele）、黑尔斯（Hales）、拉瓦锡等化学家在制药领域取得了长足的进步，使毒药的类型变得极为复杂和多样。

　　以下信息出自安布鲁瓦兹·塔迪厄（Ambroise Tardieu）的名著《关于毒杀的法医学、临床学研究》（*Étude médico-légale et clinique sur l'empoisonnement*，巴黎，1875），正是适应新时代的毒药分类法。

　　1. 刺激性、腐蚀性中毒：引起局部性的刺激反应，并影响消化器官。（酸、碱、盐基、氯、碘、溴、碱性硫化物、强效泻药等）

　　2. 导致衰弱、疑似霍乱性症状的中毒：引起全身性的偶发症状以及生命力的迅速、严重衰退。（砷、磷、铜盐、水银、锡、铋、催吐药、硝石、草酸、毛地黄、毛地黄苷等）

　　3. 麻痹性毒物中毒：对神经系统有抑制作用。

（铅制剂、二氧化碳、一氧化碳、碳氢化合物、硫化氢、乙醚、氯仿、箭毒、颠茄、烟草，以及其他有毒的茄科植物、毒参、毒蘑菇等）

　　4. 麻醉剂中毒：引起一种称为"麻药中毒"的特殊症状。（鸦片及其化合物）

　　5. 痉挛性毒物中毒：基本特征是对神经中枢产生剧烈作用并导致瞬时死亡。（士的宁、马钱子、马钱子碱[①]、氰化氢、乌头、硫酸奎宁、斑蝥粉末、樟脑、酒精等）

　　如上所述，毒药被分为五种类型。当然，也有一些毒药学家使用其他的分类法。

　　随着现代法医学的发展，毒药检测的方法也有了显著进步。但同时，催生了以前根本无法想象的复杂精巧的毒杀事件，毒药的种类也不断增加。可以说，科学的进步与毒杀术的进步并行不悖。

　　1836年，英国化学家马什（Marsh）发明了砷毒的定量装置。三年后，应该被称为"现代毒理学之父"的法国化学家奥尔菲拉（Mathieu Orfila）证明了某些毒药会对特定的器官起作用。从那以后，法医学者就不再满足于测量肠胃及附属器官中的毒药含量，而开始将对毒药的检测拓

---

① 士的宁（Strychnine, $C_{21}H_{22}N_2O_2$，又译作番木鳖碱）与马钱子碱（Brucine, $C_{23}H_{26}N_2O_4$）都是提取自马钱子（又名番木鳖）的生物碱。

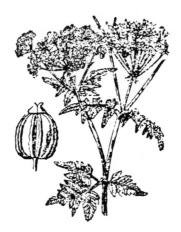

图 38 毒参

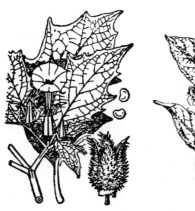

图 39 洋金花（*Datura metel*）

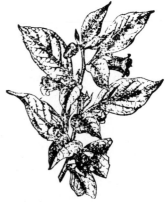

图 40 颠茄

展到心脏、脑、肺等器官。

1840 年，弗雷泽纽斯（Fresenius）和巴博（Babo）提出了检测矿物毒药的有效方法。

1850 年，比利时著名毒药学家斯塔斯（Jean Stas）在著名的波卡梅事件①中运用了生物碱萃取法，从内脏中检测到了尼古丁。

1863年，拉·波默赖斯事件②发生时，以塔迪厄和鲁森（Roussin）等毒药学家为代表，开始在毒药学中引入了生理学实验。

1906 年，贝特洛（Berthelot）的名著《毒气分析论》面世，后成为当今毒气以及蒸气式毒药研究的基础文献。

经过这些努力，毒药学的检测方法在 19 世纪取得了令人瞩目的进步，犯人们在法医学等科学武器面前无处遁形。

明显可以看出，在文明程度高的国家，19 世纪中叶以降毒杀案件的数量急速减少。但考查整个世纪发生在这些地方的毒杀案，会发现一个不可思议的现象——哪怕检测方法已经非常成熟，也无法阻碍人们对某些毒药的偏爱。

---

① 波卡梅事件，指 1850 年伊波利特·维萨特·德·波卡梅伯爵（Hippolyte Visart de Bocarmé）将妻子的哥哥古斯塔夫毒死的案件。这起案件在毒药学历史上具有重要地位。参见本书"形形色色的毒杀案"一篇。
② 见本书"巧妙的骗保犯罪"一篇。

　　虽然火柴的原料从黄磷变成无害的红磷后，"火柴汤"的流行趋势就偃旗息鼓了。但是砷毒和士的宁这种容易入手的剧毒，不论检测方法如何发展，都始终受毒杀犯的偏爱。

　　而且，统计数据证明，比起"富有创意"的男性，无知的女性更喜欢执迷不悟地用这样的陈旧毒药。具有药物学的新知识，会深思熟虑地使用尼古丁、吗啡、毛地黄等不容易被发现的毒药的，基本上都是男性。

　　砷毒不仅能残留在活人的身体内，而且经过数十年数百年也依然可以从尸体的毛发和骨骼中检测出来。最近，已经可以利用核辐射照射遗体的头发和骨骼，来探明很早以前神秘死亡的原因。

　　16世纪瑞典国王埃里克十四世的遗骸（经过了防腐处理，相当于一种木乃伊）就接受了这种方法的检测。就在最近（1962），拿破仑的头发也进行了这种检测。这种方法一定会改写某些长久以来处在暧昧不清中的历史，也可以用来恢复个人名誉。

　　拿破仑死在圣赫勒拿岛。他的死因究竟是毒杀还是病死一直众说纷纭，真相被包裹在重重迷雾之中直到今天。

　　但最近，英国科学杂志《自然》刊登了格拉斯哥大学汉密尔顿·史密斯（Hamilton Smith）博士以及瑞典哥德堡大学安德斯·瓦森（Anders Wassén）博士联合发表的论文。文章指出，拿破仑头发中的砷含量相当于常人的十三倍。实验使用的材料是拿破仑死后第二天采集的头发，哈韦尔实验室对它进行了核辐射检测，得出了文章中的数据。

虽然据此认定拿破仑死于毒杀还有点困难，但无法否认，因为这项检验，拿破仑临死时嚎叫的那句"我乃是被英国寡头政治的奴才虐杀"又重新获得了某种可信度。

如果大规模、有组织地利用这种方法，将历史上死因存疑的大人物的墓穴一个一个掘开检测，想必很有意思。

不过，这样做肯定会有一些政府或遗族立场尴尬吧。他们一定会利用权力和金钱从中阻挠。所以，这终归是不可能实现的梦幻计划。

正如我之前提到拿破仑时所写的那样，他是一位终生都受到毒杀威胁的独裁者，他本人也被怀疑使用毒药。据说在签下《坎波福尔米奥条约》后，执政官为拿破仑举行宴会，但拿破仑在晚宴上几乎没有动准备好的饭菜。还有传言说他曾在叙利亚的雅法①毒害了八十七名罹患鼠疫的士兵。

1814 年 4 月 12 日深夜，被逼退到枫丹白露，不得不让位的拿破仑，也曾尝试过用毒药自杀。但被水浸过的毒药又旧又潮，导致他没能成功自杀。

根据拿破仑某位随从的回忆录，这位皇帝在前往俄罗

①　雅法，世界上最古老的港口城市之一，在不同历史时期曾为不同国家所有。1950 年 4 月与特拉维夫合并，现属于以色列。

斯和英国的战场上，还将毒药保存在黑色的丝绸口袋，贴身挂在脖子上。这当然是为了在紧急情况下自杀……

砷毒的毒药之王地位从 17 世纪起就没有受到过威胁，直到 19 世纪左右，铜盐才成为它的后继者。

当时，巴尔扎克的小说《邦斯舅舅》中就有一个场景，写的是将指环浸入给病人的煎药中，偷偷使铜绿在其中溶解，让病人慢性中毒而死[①]。

请观察从著名学者 G. 伯努瓦的学位论文（里昂，1889）中摘出的数据，使用砷、铜盐、磷实行的毒杀案件具有压倒性的数量。

下表是 1835 年至 1885 年半个世纪中的毒杀案件统计。

使用毒药	案件数量
砷	836
铜盐	369
磷	340
硫酸、硝酸、盐酸	92
斑蝥粉末	59
马钱子、士的宁	32

[①] 作者原文如此。在《邦斯舅舅》中译本中，该情节为将氧化的小圆铜片浸入药茶中。

鸦片、罂粟、吗啡	22
氰化氢、氰化钾	9

1846 年 10 月 29 日，法国管制毒药贩卖的法令颁布，在此之前砷毒很容易入手。1832 年，霍乱在欧洲肆虐时，人们也曾怀疑是集体毒杀。众所周知，砷的中毒反应和霍乱很像。

这种危险的毒药之所以会被公开售卖，是因为从盖伦和迪奥斯科里德斯的时代开始，砷就一直被作为优质的脱毛剂用于美容。关于这一点，罗内塔（Rognetta）博士曾经提到过：

> 这种粉末，直到现在仍然在远东甚至巴黎被使用。几年前，那不勒斯的一位老太太还拜托我给她几包砷。使用时，人们会将其与唾液混合，像和面一样黏在需要脱毛的地方。几分钟后风干了，用木刀刮掉，毛发就会干净地脱落。（《砷中毒治疗法》，巴黎，1840）

简而言之，直到现在，时髦的贵妇们仍会用同样的方法来脱毛。

此外，砷还会用于普通的化妆水、药物、园艺及农业化学品、标本保存液、剥制师用肥皂、颜料、老鼠药和杀虫剂中。甚至劣质食品和蜡烛（油脂中含有亚砷酸）中也含有微量的砷。不仅如此，奥地利甚至会将雌黄和亚砷酸作为麻醉剂使用。

由此可知，似乎直到最近，人类还无知且毫不犹豫地将毒药摄入体内。

根据雷内·法布尔教授的举证，1931 年 12 月，四名船员因为皮下渗血被送入勒阿弗尔港医院。

人们认为这是由于食物中毒或者铁刮到了皮肤。

这种症状开始在两大轮船公司的乘务人员中扩散。两家公司除了葡萄酒之外，每种食物都从不同的货源购买。以此为线索进一步调查发现，与乘务人员喝不同酒的高级船员中就没有中毒者，不喝酒的船员也没有症状。

分析的结果显示，船上的葡萄酒每升含有 3 到 19 毫克的砷。虽然确诊后迅速在广播中说明，但为时已晚，中毒已迅速蔓延。

恐怕是因为葡萄的喷洒药液中混入了含有可溶性砷的铜溶液，又在发酵过程中进入了葡萄酒。

与这个例子类似，但未酿成严重后果的事件，想必还有很多。

围绕砷毒的学术论争

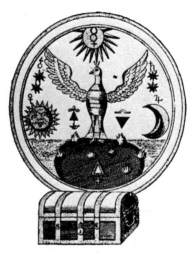

图 41　凤凰。炼金术寓意画

我想试着列举几起在 19 世纪曾引起过骚动的投毒案，它们都具有别样的趣味。

　　不过，这里所涉及的案件，全都以砷为毒药。我已经在前文提到过，直到最近还能轻易获得的砷毒是毒杀犯（尤其是女性罪犯）最喜爱的毒药。使用尼古丁、吗啡、士的宁、毛地黄、磷等毒药的"高级犯罪"与使用砷毒的案件相比，数量则少得多。我重新考察了关于这些奇怪犯罪案件的文章，想介绍给诸位。首先是：

1. 安娜·玛丽亚·茨旺齐格事件

　　安娜是一位德国女性，从小就干着偷盗的勾当，也做过色情行业。后来结过两次婚，并且两次都将丈夫杀死了。她试图和第三位情夫结婚时，曾经用剃刀割破血管宣称要自杀。最后她生活潦倒，在几个家庭做过女仆。但雇主对她的评价都很高，称她对孩子们悉心照顾，性格友善，手脚麻利……这样的她，拥有一个不易被众人看穿的可怕嗜好。

有一位名叫格拉泽（Glaser）的夫人，原本还在因为安娜帮她撮合了她和冷酷丈夫的关系而欣喜，谁知却在四个星期之后迎来了死亡。之后，安娜又在格布哈特（Gebhard）夫人家照顾小孩，颇受看重。但周围人渐渐觉得她可疑，导致她最终被解雇。在离开之前，安娜无法抑制内心的冲动，在盐罐中投下了少量砒毒。不过，这次行动最终被发现了。

1809 年，安娜被逮捕并执行死刑。在行刑之前，她留下了这样的话："我的死刑对人类来说是件好事。因为我无论如何也无法抑制下毒杀人的冲动。"

2. 奥拉明德伯爵夫人事件

奥拉明德伯爵夫人也是德国人，本名玛格丽特·戈特弗里德（Margarete Gottfried）[①]。她和 17 世纪的布兰维利耶侯爵夫人一样，选择去慈善医院探病后毒杀病人。这是毒杀爱好者常用的手段。

---

① 本书中关于此人的记述，与可查证的资料有出入。

玛格丽特的第一任丈夫因病去世，但留下了三个孩子。她将三个孩子全部毒死后，嫁给了厄尔·奥拉明德伯爵，成功跻身贵族阶级，但伯爵不久后也惨遭毒手。直到她 1828 年被捕，已经有十五人相继被她毒害，其中包括伯爵的父亲、母亲、兄弟，以及她自己的三位情夫、房客、债权人。

但是当时还没有发明出对砷毒进行定量检测的装置，法医学者关于中毒死亡的意见也常有分歧。所以，除非有强有力的证据，否则哪怕凭借警察的权力也很难控告声誉良好的女仆或身份高贵的伯爵夫人。

3. 梅西埃事件

这起发生在法国的案件，与下文所述的拉法热事件一起，因为引起了毒药学家之间的学术冲突和争议，而成为广为人知的历史事件。

事件本身很简单。路易·梅西埃（Louis Mercier）在第二次婚姻中娶了一个名叫玛丽·尚贝兰（Marie Chambellan）的女人。他和前妻的儿子尼古拉天生有智力缺陷，还经常酗酒。新来的妻子很反感这个丑陋又邋遢的继子，时不时就恐吓丈夫："如果这孩子要一直留在家里，那我就离开。"于是，梅西埃下定决心弄到了 1 盎司砷，并在三天后让尼古拉喝下。1838 年 12 月 22 日，可怜的尼古拉从

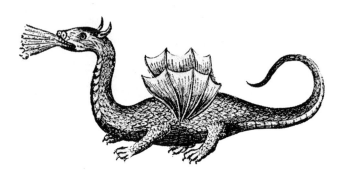

图42　龙。炼金术象征画

胃部灼烧的剧痛中解脱，迎来了死亡。

　　这起事件，稍微一想就知道是夫妇二人的共谋。出于预谋，他们没有叫医生，也没有进行解剖，就急匆匆地把尼古拉下葬了。但是附近逐渐传出流言，于是梅西埃被逮捕。经过十个月的拘留，他在第戎重罪法庭接受了审判。

　　当时，著名的"现代毒理学之父"奥尔菲拉担任了检方证人，提供了重要的证言。根据奥尔菲拉的意见，墓地和尸体都含有砷毒。但是，从物理上来说，难以想象土壤中的毒药会渗入尸体。所以他判定尼古拉在死前就服下了砷毒。他将尸体像煮肉汤一样煮沸，成功地提取出少量砷毒。

　　但是，在他之前将尸体挖掘出来并做鉴定的法医们持有不同的意见。他们认为尸体并未呈现异常，只不过脾脏稍显肥大。考虑到尼古拉酗酒的事实，这并非不能解释。

此外，作为辩方证人的化学家拉斯帕伊（Raspail）也提出了与奥尔菲拉完全相反的意见，这让法官和检方陷入了慌乱。他的发言要点如下：

> 砷在自然界中随处可见。法官的椅子中就有。这张桌子上的绿色纸张也涂有砷酸铜混合物。就像砂石中会混入石灰和蛋白质一样，土壤由各种成分混合而成，其中混有砷是再正常不过的事。谁都无法断言，肥料、尘埃、有色纸、颜料等物质中的砷，不会经由雨水渗入墓穴的土壤，再进入已经腐烂分化的尸体中。

的确，公墓的土壤中含有很多砷，砷毒是否能渗透进尸体，这些问题在之后的审判中被反复提及，19 世纪化学家为此伤透了脑筋。即使到了今天，学者的意见依然二水分流，没有得出明确的结论。

要证明砷广泛分布于自然界，甚至存在于正常状态下的人体中这一结论，还需要这起事件之后 A. 戈蒂埃（A. Gautier）和 G. 贝特朗（G. Bertrand）两位学者进行的一系列实验和研究。

至于梅西埃事件，法庭还是采取了权威学者奥尔菲拉的意见，否定了"砷毒可以渗入尸体"的辩方律师意见。最终，梅西埃被判无期徒刑，梅西埃的妻子则被判无罪。

4. 拉法热夫人事件

可以说，这起事件名垂 19 世纪法国犯罪史。它持续被人们反复转述，并延伸出无数解释。已经经历过百年变迁的今天，仍然有好事之人试图做出新的解释，将被判终身监禁的拉法热夫人奉为圣女。

福楼拜《情感教育》的开头，主人公福赖代芮克·毛漏回到了位于乡村的母亲家，席间的一位客人就突然问了一句："您对拉法热夫人有什么看法？"这一场面让主人公吃了一惊，也说明这起事件在当时是多么重要的话题。

学者的意见也如梅西埃案件一样，分为两派，在所用毒药、真实死因以及脏器状态等方面反复争论。

下面，我先来概述这一被视为毒杀的事件。

拉法热夫人的本名是玛丽·卡佩勒（Marie Capelle）。她出生于 1816 年，父亲是近卫队上校，母亲也经常出入社交界。她在巴黎接受了体面的教育，自然地出落成一位美丽的女性。她的本家并没有那么富裕，二十四岁时她嫁给了年长自己四岁的夏尔·普什-拉法热（Charles Pouch-Lafarge），当时她带去的嫁妆很少。

拉法热家族在法国南部的科雷兹省经营一家铁厂，家底殷实。他先前有一位妻子去世了，所以玛丽是他的第二任伴侣。

顺便一提，这场婚姻其实从一开始就笼罩着不祥的阴霾，简直像一部左拉的小说。一边是生于巴黎、教养良好的妻子；一边是生于乡村、行为粗野的丈夫。两人之间太过不同。年轻的妻子乘坐火车来到乡村，与丈夫生活在了同一屋檐，但是听说她在最初的九天都拒绝发生肉体关系。

玛丽在真正适应乡间生活之前，承受着各种烦闷。她甚至还写下要求离婚的信件，并离家出走。这封信满含威胁性的词句，称无论如何都无法喜欢丈夫，自己爱慕的男性另有人在，如果丈夫不同意离婚就服毒自杀。

但最后她还是放弃了，选择在拉法热家安定下来，与老实人丈夫一起生活。丈夫真诚地爱着新妻子，对她的外貌和教养非常满意。其实这位拉法热并非完全粗鲁无知，他拥有很丰富的化学知识，甚至发明出了工业上的新设备。因为申请这项发明的专利，他于 1839 年 11 月 20 日前往巴黎。案件就发生在这次旅行期间。

一天，一件包裹从乡下的家中寄到了拉法热在巴黎的临时住所。其中装着手工奶油泡芙、妻子的照片以及信件。法国乡村家庭，会自制奶油泡芙。拉法热看到妻子为自己送来的礼物，自然高兴地吃下。但紧接着，猛烈的恶心袭来，痛苦开始了。

但是，根据后来的调查，这份奶油泡芙并非由妻子玛丽制作，而是出自拉法热的母亲或其他妇女之手，玛丽根本就没有踏入厨房。虽然有这部分的事实，但案发前几日，为了除鼠从药店买来砷毒的又是玛丽。所以，究竟是谁将砷混入了奶油泡芙呢？

此外，拉法热从小患有癫痫，经常发作。此次巴黎之行，他为了进展不顺的专利权四处奔波，非常疲惫。呕吐只是单纯的消化系统疾病也有可能。

所幸拉法热的呕吐被暂时抑制住，维系着一丝气血回到了科雷兹，最终死在了家中。在妻子和母亲的看护下，他于 1840 年 1 月 14 日停止了呼吸。这样一来，就无法断定他死于混入奶油泡芙的砷毒了。因为一旦回到家中，他很可能以其他方式接触到毒药。

一种证词称玛丽精心照顾着患病的丈夫。另一种证词则称玛丽就像眼睛不愿意离开猎物的猫一样，平静地看着丈夫步入死亡。

拉法热以这种方式死亡后，他的母亲首先因为毒杀指控陷入了慌乱。随后，这起事件引起了当局的关注。他们打开墓穴，挖出尸体，对内脏进行了分析。我们无法知道这次调查的严密程度，但无论如何，确实在拉法热的遗体内发现了黄色的亚砷酸沉淀物。1840 年 1 月 25 日，拉法热夫人作为嫌疑人，在沉默中被逮捕。

同一时间发生了一件意外的奇怪事件。拉法热夫人从小的好友玛丽·德·莱奥托（Marie de Léautaud）向当局反映，玛丽在一年前偷了自己家的钻石。无论事情的真相如何，这件事还是对拉法热夫人在当局心目中的形象起到了负面作用。

就这样，直到9月9日，这起毒杀事件才在蒂勒重罪法庭开庭审理。拉法热夫人作为被告出庭。

但是，法庭再次成为毒药学家争论的战场。一开始，受委托进行鉴定的医生们一致表示没有在尸体中发现砷毒。陷入胶着的检方再次请前文提到过的大学者奥尔菲拉出场。这位法医学界的重要人物，无论在多困难的情况下都能提取出微量的砷。

实际上，奥尔菲拉当时的名气和权威地位起到了重要的作用，他志得意满地想要找出让嫌疑人无法反驳的证据。这种"唯我独尊"的姿态，也招致了反对派的敌意。

奥尔菲拉的观点主要是：拉法热的尸体中必然存在砷毒。这些砷毒既非出自解剖用的试剂，也非出自周围的土壤，更不是正常状态的人体所该含有的量云云。

奥尔菲拉的态度极为傲慢和自以为是，好像他一开始的意图就是要证明毒药的存在，哪怕事实并非如此。他的态度犹如在嘲笑"乡下的鉴定师懂什么"。但最终提取的砷毒含量居然只有半毫克！

在奥尔菲拉证词的支持下，检方坚持认为夫人连续几日用砷向拉法热下毒，致使他衰弱而死。而法院也支持这一说法，最后判处拉法热夫人终身监禁……

事情到这里就告一段落了，但我想在这里补充一点令人惊讶的后续。被告的律师曾经向法官申请将奥尔菲拉的

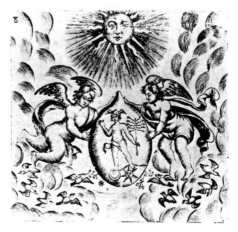

图 43　霍尔蒙克斯（Homunculus，小型人造人）的诞生。
炼金术象征画

宿敌化学家拉斯帕伊传唤到法庭，重新做尸检报告。结果拉斯帕伊迟到了，所以法官在他到达前就下达了判决。拉斯帕伊非常气愤，事后将自己的调查印刷成小册子发行，以期诉诸公众舆论。

小册子主张拉法热夫人是"误导性审判以及错误的化学调查法的牺牲者"，认为她应该被判无罪。

拉斯帕伊的主张可概括如下：毒杀指控只不过是拉法热家族自己的阴谋。拉法热的死因并非砷毒，而是出诊的莱斯皮纳斯（Lespinasse）博士误将氧化铁开给了患者。他误诊了病情，竟然给了拉法热 9 盎司氧化铁，这简直相当于同时杀死九位胃病患者的分量。

此外，所谓鉴定时使用的法医学方法，基本上都是杜撰。比如，根本就没有找到尸体解剖（在死后八个月后进行）的报告书。而且，根本没有证据证明挖掘出的尸体就是拉法热的尸体……

拉斯帕伊提出了各种相反的论据，最后激烈地批判法庭在根本没有确切的化学上的证据的情况下，就屈服于奥尔菲拉的权威。他认为，法庭无视其他所有反对证据的做法，配不起司法界最高权威的名誉。

每当发生此类情况，我都会痛感所谓人类的判断是多么模糊而不可靠，所有的审判都是无法信任的。如果拉斯帕伊的观点正确，拉法热夫人真的无罪又该怎么办？

拉法热夫人自己在接受判决的六年后，吐露了自己的真感受，在蒙彼利埃监狱向奥尔菲拉寄出了一封长信，控诉审判的不合理。她的书信逻辑完备、文笔坦荡，展示了自身的教养和才华。但是，奥尔菲拉面对这封信，固执地保持了沉默。请求再次审理的书信，也因此被抹杀了。

5. 拉科斯特夫人事件

这起事件发生在法国南部靠近西班牙边境的热尔省。尽管与前文所述的拉法热事件有相似之处，但因为涉及遗产继承等金钱问题，可以从中看出女性犯罪动机中更为现实的要素。

六十六岁的亨利·拉科斯特（Henri Lacoste）是欧什附近一个村庄的地主。1841 年 5 月，他和自己提供了教育经费的侄女厄费米·韦尔热斯（Euphémie Vergès）成婚了。夫妻之间相差四十三岁，也就是说，新娘结婚时只有二十三岁。

然而，结婚后很久他们都没有小孩，好色的老人冷落了妻子，染指女仆生下了私生子。不仅如此，老人还向女仆许诺，死后将财产留给她。这让独守空房的拉科斯特夫人陷入了不安。她找来一个名叫梅鲁的男子商议对策。梅鲁是乡村小学教师，学习过药学。

就是这名男子劝诱夫人使用了毒药吧？还是说这人亲自在老人的酒中下了毒？不论是何种情况，总之，某天晚上老人从乡村祭典醉酒归来后，就卧床不起，很快死了。那是 1843 年 5 月 24 日。

一开始，并没有人对老人的死产生怀疑。而处于正当地位的妻子继承丈夫的遗产也很正常。但是，长久渴望着爱的妻子在丈夫死亡的同时，陷入了一系列疯狂的浪荡行为。碎嘴的村民们看到这种情形，也不再沉默了。他们私下里指责夫人如此耽溺在与男人的玩乐中，一定是为了忘记恐怖的负罪感。这种闲言碎语传到夫人耳朵里的时候，她并没有选择保持沉默，而是立即致函初审法院的检察官，要求调查丈夫的尸体。

当时，马什的装置已经应用于法医学，鉴定不需要花费太多时间。但鉴定的结果与夫人的预期相反，丈夫的肝脏中含有大量的砷（超过 5 毫克）。

与拉法热事件中的"半毫克"相比，这完全是不同的量级。而且，棺材周围的土壤中并没有发现砷。

1844 年 7 月，直到欧什的重罪法庭开庭时，为了逃避法律制裁而逃亡六个月的拉科斯特夫人才出来自首。

参考拉法热夫人事件的辩论结果，我们自然会认为这次的案件也会以"被告有罪"为结果落下帷幕。但是，这次接受被告委托的律师精通毒药学，并且能言善辩。他将举证的重点放在了"正常状态下的人体中含有一定量的砷"这一微妙的角度。拉科斯特死前为了治疗水泡和疝气，服用过含有砷的药物。这一事实被他用来推翻检方的观点，最后成功为被告争取到了"无罪"的判决结果。

　　我们还能相信科学的推论吗？明天的科学会推翻昨天的科学。讨厌医生的拉科斯特从几年前就开始自己调配药物用于治疗。难道就不可能是他无意中毒死了自己吗？并没有充足的证据证明被告给丈夫下毒。难道我们不该将拉科斯特体内的砷毒视为自然沉淀的结果吗？

如果拉法热夫人事件中的律师也和这位律师一样具备毒药知识，那么她也可能被无罪释放吧。拉法热先生患有癫痫，医生有给过他服用煤焦油（coal tar）用于治疗的建议。如果律师强调这一事实，会在法庭上成为有力的证据，证明拉法热的死很可能是医疗上的意外。

在审理毒杀案件时，非常需要精通法医学和毒药学的律师。这两起案件已经证明，科学的"盖然性"并不能解决所有的问题。

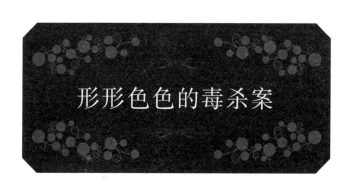

形形色色的毒杀案

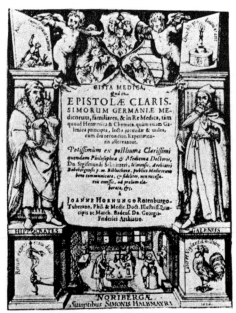

图 44 绘有盖伦和希波克拉底
画像的药学书籍。17 世纪

作为前一章的续篇，我想再列举几例发生在 19 世纪的著名砷毒案件。

6. 埃莱娜·热加多事件

埃莱娜出生于布列塔尼，她在 1833 年至 1851 年这十八年间，使用在当地随意买卖的普通砷向总计三十四人投过毒。因为这种骇人听闻的行为，她被视为患有"恋尸癖"（necrophilia）的精神病患。

她与死神携手出现在各个城镇，作为女仆住进不同家庭。整个家庭都被她杀死的案件不在少数。因为埃莱娜看起来聪明又牢靠，所以教会的僧侣和雇主都对她很信任。

其实，她使用的药方很巧妙，学艺不精的医生会被蒙蔽，而庸医也会将中毒症状误诊为支气管炎，让濒死的中毒者喝下醋栗糖浆。看到这种仿佛小孩过家家一般的治疗方式，埃莱娜会发出怎样的嘲笑啊。

埃莱娜最后会被逮捕是因为两位医生的供词，即便当时她所犯下的大部分案件其实已经过了法律追究的时限。在1843年后，埃莱娜还犯下了十一起盗窃、三起毒杀、三起投毒未遂，但她依然极力否认。可惜三名死者的体内检出了大量的砷。

后来被逼入绝境无法辩解时，埃莱娜一会儿发表完全矛盾的证言，一会儿又彻底缄默。因此她的律师无计可施，只能将她描述成一个缺乏道德观的杀人狂，也就是一个精神病患，以此做最后的辩护。

当然，她确实是一名不幸的精神病患。如果依照现在的法律，法院应该会按照律师的建议将她安置在合适的设施中。但1851年的情况完全不同。埃莱娜最终还是死在了断头台上，直到最后一刻，她还在尖叫着申明自己的无辜。

7. 范·德·林登事件

1887年在荷兰海牙受审的范·德·林登也是一位女性罪犯。她的犯案动机与埃莱娜·热加多一样暧昧不明。

容貌丑陋的她作为临时护士工作勤奋，却毒杀了自己的母亲、父亲以及三个孩子，还试图给一百多人投砷毒。

这件事让人惊讶的地方还在于，她是为了从互助协会得到少量的保险金。但真实的动机，应该是精神深处的某种黑暗冲动吧。

8. 药剂师当瓦尔事件

到目前为止，我所列举的事件都是女性所犯，下面所要介绍的 19 世纪著名投毒案，则都是男性所犯。首先要登场的，是在预审阶段就掀起了激烈争论的当瓦尔（Danval）事件。

当瓦尔是莫伯日的一名药剂师。他于 1877 年被捕，罪名是多次让年轻的妻子吞食少量砷毒并最终将其毒死。调查起源于匿名指控。但在调查中，一名医生主张死因是伤寒，另一名则主张是脑膜炎。总之，呈现出的症状并不能确定死因。但因为死者死亡时伴随着恶心、盗汗等身体逐渐衰弱的现象，法庭还是更加倾向于毒杀。

当时，著名的毒药学权威布伊（Bouis）对内脏成分鉴定的结果提出了异议。他认为目前的症状并不足以推出中毒的结论，因为神经性肠炎和砷中毒的症状很像。

此外，由于警察无法在被告的药房中搜查出数量异常的砷，所以在长达四个月的时间里细致地进行着预审。患者房间的窗帘、地毯、寝具、睡衣，以及喝过的葡萄酒，甚至她会呼吸到的尘埃都成了分析检测的对象。这在当

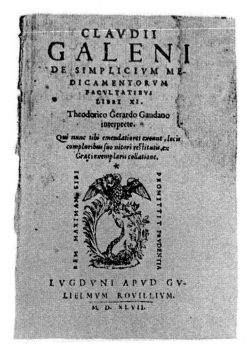

图 45　盖伦著作。16 世纪版

时，是何等严密的调查啊。

　　就这样，根据发现的微量砷毒，在 1878 年 5 月，当瓦尔终于被判处无期徒刑。但是，他本人一直坚称自己是清白的，所以即便在受恩减刑的二十四年后，他仍然一再要求重新审理。但是，法国最高法院以没有出现新的物证为理由驳回了他的请求。直到 1923 年（被判刑的四十五年后！），他才被撤销有罪判决。但在那之后不久，他就去世了。

9. 钟表匠佩尔事件

如果说人们对当瓦尔的案件尚存疑问，认为判决有可以酌情考量的余地，那么接下来要介绍的钟表匠佩尔事件，则完全是裹挟着肉欲与财欲犯下的恐怖杀人罪，毫无辩解的余地。

出现在法庭上的佩尔骨瘦如柴、头发稀疏、胡子拉碴，简直是让法官也感到惊讶的可怖模样。而且他患有"妄想症"，以"毒药学权威"自居，在法庭上滔滔不绝地论辩。

法医学教授布鲁阿代尔受任鉴定佩尔所杀的受害者遗体。在法庭对峙之前，布鲁阿代尔就已经知道佩尔，双方是打过照面的熟人。教授在大学讲授毒药学课程时，佩尔经常出现在教室认真地听讲。

教授本人指出："在法庭上，佩尔以各种方式抱怨起诉书和我所出具鉴定书的内容。他提出各种对自己有利的论据来反驳我的结论，但这些论据的基础全都是我在课堂上教给他的。"

以前就相识的法医学教授与他的学生（其实是犯人！）在法官席前，依靠彼此的知识储备，操弄着虚虚实实的毒药学论争。远观之下这是多妙趣横生的画面啊，但结论究竟如何呢？

事实上，佩尔的做法甚至可说是堂堂正正地一决胜负。但他这种举止和态度完全无法获得陪审团的同情。佩尔有前科，曾经在圣安妮监狱服刑，性格中有癫狂和渴望引人瞩目的一面，后来也不断变更自己的职业。钟表匠、剧院经理、教师、管风琴演奏者、无照医生这些行当他都做过，可以看出他其实很"精英"。传言他害死了母亲和两位情妇，但她们的死因其实都暧昧不清。

再一次做回钟表匠后，佩尔结婚了。但是婚后仅两个月，妻子就因肠胃炎去世了。所谓的肠胃炎非常可疑。但他很快迎娶了新的妻子，新娘的嫁妆到手后，就大量购入当时巴黎警察厅因为预算不足而出售的毒药。

据说他位于蒙特勒伊的另一处住宅中堆满了毒药。或许佩尔曾经在惊恐的妻子和岳母面前，摇晃着试管和烧瓶进行毒药实验，享受着恶魔般的喜悦。

不过，这位恐怖钟表匠的最后一位受害者，并不是自己的第二任妻子，而是对他倾注了热情的情妇。她身中剧毒，十天后死亡，在此期间没有任何一位医生为她看过诊。不知是因为他将情妇带到家中，还是因为他的毒药实验太过恐怖，当时他的妻子和岳母已经搬出了这栋位于蒙特勒伊的住宅。

佩尔败露的原因在于他处理尸体的方法。住在附近的邻居闻到无法忍受的尸体腐烂以及遗骨燃烧的臭味，开始觉察出怪异。再加上正是七月，佩尔家的火炉整天发出持续燃烧的巨大声响，即使在房屋外面都可以听到。

因此佩尔被逮捕了，并经过上述审判被定罪。但因为所有人都能看出他是个精神有问题的疯子，所以他得以逃过死刑，被判处终身监禁。

10. 普拉兰公爵事件

最后，我想谈一起使用砷毒进行的奇怪自杀案。

在安眠药（巴比妥类药品）和麻醉剂普及之前，除非出于政治动机，否则服毒自杀是很罕见的事。有统计学数据可以证明，在政治动荡时期服毒自杀的案例会频繁出现。比如法国大革命期间、沙皇俄国崩溃期，以及最近的德意志第三帝国覆灭时，出现了很多出于政治原因的自杀者，这是众所周知的事。而在19世纪这个政治相对安定的时期，自杀的人数就会减少。

但另一方面，文学家和小说家之所以会情不自禁沉迷于对犯罪和自杀的思考，又正因为身处平静的时代。比如福楼拜的《包法利夫人》中就描写了可以逃过任何临床医师之眼的周密中毒事件。艾玛·包法利的自杀从喉咙的干咳开始，结束于恐怖的喘息。帮助她清算自己无趣人生的药物，正是砷。

当时，准确说来是在1847年8月，法兰西大贵族、奥尔良王朝的重要人物舒瓦瑟尔-普拉兰（Choiseul-Praslin）公爵的夫人身中数刀而死。毫无疑问，犯人就是她的丈夫普拉兰公爵。警察立即逮捕了他。但是处于监视下的公爵竟然提前准备了装有毒药的小瓶，吞下了里面盛放的大量砷毒。他在濒死状态下被运送到卢森堡监狱，并在六天后死亡。

作为案件嫌疑人的公爵自杀了，所以真相至今依然包裹在谜团中，诱发着各种猜测。有一种说法来自当代作家马塞尔·茹昂多（Marcel Jouhandeau），他认为，公爵夫人对自己的儿子怀抱着禁忌之爱，公爵不忍看到这样的事情发生才将其杀死。

关于砷毒我们就列举至此，下面将话题转向尼古丁。其中一个著名案例就是波卡梅事件，它在毒药犯罪史中，展示出了罕见的冲动和暴力。

人们普遍认为，利用毒药进行犯罪的大部分都是女性。小阿格里皮娜、洛库斯塔、布兰维利耶侯爵夫人，这些记忆中的名字似乎佐证了这种普遍看法。但是也有例外。不仅如此，根据最近的精神分析结果，先天拥有毒杀犯性格的人其实以男性居多。他们坚毅果敢而且冷酷无情，只要下定决心就毫无犹豫踌躇，有时甚至怀有恐怖的虐待狂倾向。

女性投毒者有时会退缩和犹豫，会盘算日期，会考量对方承受的痛苦。与她们相比，男性投毒者一旦决定就会迅速行动。这是两者间的巨大差异，而且在某些情况下，

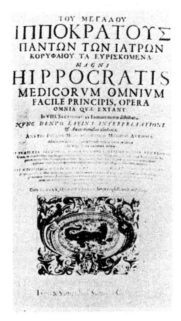

图 46　希波克拉底著作。16 世纪版

男性投毒者还会对死者的尸体施加暴力，比如碎尸甚至
奸尸。

　　波卡梅事件就是由男性投毒者实施的典型案例。不
过，它并不是性倒错犯罪。

　　伊波利特·波卡梅伯爵是极端的无神论者，也是一位
旅行家。他性格古怪，喜欢搜集奇珍异物。年轻时他曾在
爪哇、马来群岛、美洲生活过。1843 年 6 月他返回法国，

与一位名叫莉迪·富尼（Lydie Fougnies）的女子结了婚。莉迪携带了嫁妆并有继承家族遗产的希望，这对于走向衰落的波卡梅家族来说是件幸事。

婚后，这对夫妻搬入了家族位于比利时蒙斯市附近比特雷蒙特村的城堡，奢侈度日。他们关系亲密，不惜借债都要大肆享乐。之所以敢这样，是因为妻子有一位体弱多病的独身哥哥，两人盘算着等他死后安心地继承遗产。

但是，这位生病的哥哥却沉迷于一位女士，无论如何也要和她结婚。如果他成婚后去世，那么财产自然会留给他的遗孀。这样计划就会被破坏。虽然波卡梅夫妇坚决反对这桩婚事，却无法改变哥哥的心意。

这时，波卡梅突然记起了自己在东方学到的植物学知识，随后购入了约80千克烟草，收集好以此蒸馏出的尼古丁。当时，尼古丁还是一种非常少见的新品种毒药。

婚礼前夜，波卡梅夫妇找借口邀请这位兄长来到比特雷蒙特城堡，随后找准机会压制住对方，强迫他喝下了装在药瓶中的尼古丁。

两人立即被逮捕（1849）。死者的尖叫和突然死亡都让人心生怀疑。地板上也留下了挣扎的指甲印。装模作样找来的医生，甚至没有注意两人用于掩盖毒药痕迹的醋味，将死者诊断为中风。但这一诊断并没有洗刷夫妇二人的嫌疑。

应图尔奈法庭的要求，在多次进行各种动物实验后，终于找到了从烟草中分离出生物碱的方法。掌握这一方法的是比利时著名毒药学家斯塔斯，而当时协助他的是一位经常在波卡梅家和主人一起进行毒药实验的聪明仆人。因为这项实验的成功，从内脏中检测出尼古丁变得很容易。

于是，波卡梅罪行暴露并被判处死刑。他的暴力手段在毒杀犯罪的历史上很罕见。一般来说，投毒者会利用奸诈的诡计投毒。像他这种直接将对方制服强迫其喝下毒药的方法，简直只能在莎士比亚的戏剧中看到。

不过，归根结底波卡梅只具备业余爱好者的知识。他固执地相信尼古丁是不会被任何人识破的毒药。这种判断或许是出于业余爱好者的肤浅。但即便在专家中，也有人持有这种肤浅的认知。比如，有一位名叫埃德姆-萨米埃尔·卡斯坦（Edmé-Samuel Castaing）的医生，明明身为医生，却行动鲁莽。他作案时使用的是吗啡。

卡斯坦在不到八个月的时间里，用吗啡杀死了两位友人，最后在格列夫广场被处刑。但实际上，毒药学家并没有在审判期间达成一致，奥尔菲拉本人也明确表示不可能从受害者的胃中提取出生物碱。这在如今也是一样，吗啡在生物体内部会发生巨大变化，即便能在原初状态下提取出来，量也很少。

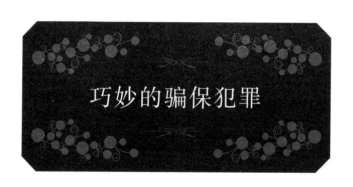

巧妙的骗保犯罪

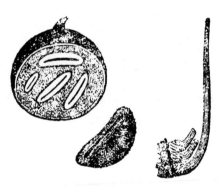

图 47　马钱子的果实（左）、种子（中）、
　　以及外皮上的蚕丝状绒毛（右）

东印度群岛的森林中生长着一种低矮强壮的常青树木。不起眼的卵形树叶有着皮革般的质地，花为白绿色，果实像柑橘一般呈橙色，剥开果皮可以看到白色的凝胶状果肉，其中埋着几颗扁平的种子。这种植物的学名叫作马钱子（*Strychnos nux-vomica*），有名的剧毒士的宁就提取自它的种子。

种子呈圆盘状，直径约为 1 英寸，表面有蚕丝状的绒毛，药学家称其为"番木鳖"或"马钱子"。将马钱子煮沸加入乙醇，将溶液蒸馏，最后在残渣中加入硝酸，就可以得到非常苦的白色结晶状难溶性物质——士的宁。1820年 [①]，第一次通过化学手段将这种生物碱提取出来的，是佩尔蒂埃（Pelletier）和卡旺图（Caventou）这两位法国

---

① 应为 1818 年。

药学家。

从那以后，士的宁就华丽地登上了犯罪舞台。它在药店是常备药，可以作为医药品使用，因此对于从事某些职业的人来说很容易获得。

接下来我就要介绍一位使用这种剧毒药品夺取数人性命的英国医生。

威廉·帕尔默（William Palmer）出生于一个富裕的木材商家庭，1846年他在自己家乡的一个小镇鲁吉利开了一家诊所，并娶了一位富裕上校的女儿安·布鲁克斯（Ann Brookes）为妻。帕尔默是狂热的赌徒，热衷于赛马，很快就背上了巨额债务。当时，作为岳父的上校已经去世，但其遗孀玛丽继承了大量钱财和房产。1849年，玛丽夫人被邀请到这位女婿家，半个月后就在睡眠中死去了，死因不明。这或许是帕尔默第一次行凶。

虽然这次初犯没有被发现，但帕尔默并没有顺利得到玛丽的财产。因为他的妻子安娜是上校的私生女，另外还有一位正统的继承人。于是这位遗孀的财产就被对方保管了。

期望落空后，焦躁的帕尔默又物色到了新的目标，因为他必须设法填补债务亏空。这期间他碰巧在赛马场结识了一位名叫布莱登（Bladen）的重要人物。他是保管赛马账簿的角色，相当于赌局的庄家。如果夺走账簿就能获得大量金钱。

和布莱登亲近后，帕尔默将对方请到了自己位于鲁吉利的家中。不久之后，布莱登也迎来了猝死的命运。而接受帕尔默的委托，为布莱登撰写死亡报告书的，是一位七十多岁的老医生，名叫班福德（Bamford），他和帕尔默是旧识。这位老医生毫无怀疑，签署了布莱登死于霍乱的诊断书。

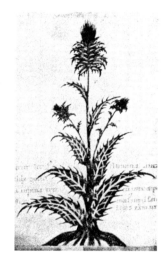

图48　水飞蓟（*Carduus marianus*）。选自 12 世纪植物学著作

鉴于死因是可怕的传染病，所以尸体很快入殓，布莱登的妻子也没有要求再次调查。虽然有人因为赛马场的账簿遗失而心生怀疑，但并不能仅仅因为这个理由就起诉医生。

品尝了犯罪成功的喜悦，帕尔默又想出了新的方法。他再次借债，为妻子购买了生命保险，与三家保险公司签订了总额达 1.3 万英镑的合约。当然，受益人是他自己。

可怜的安娜在二十八岁就去世了。不用说，帕尔默自然是满怀喜悦地获得了 1.3 万英镑赔偿。而死亡证明上，果然写着"霍乱"。愚钝的老医生这次又在不知情的境况下协助了帕尔默的犯罪。

　　下一位受害者是帕尔默的亲弟弟，名叫沃尔特（Walter），患有严重的酒精依赖症。帕尔默试图用非法所得为弟弟购买一份保险金高达 8 万英镑的生命保险。当然没有任何一家公司会愚蠢到接受这样的合同，只有一家名为"威尔士亲王"的保险公司表示，如果保险金降为 1.3 万英镑则可以考虑。合同签订后，弟弟很快就在 1855 年 8 月去世了。

　　但是，这起犯罪没有为帕尔默带来任何收益。因为保险公司在调查死因时发现，沃尔特去世前一天，帕尔默在斯塔福德的一家药店购买了 1 盎司氰化氢。保险公司拒绝赔偿，并声称如果继续纠缠会提起诉讼，最后反倒是帕尔默无奈地让事情结束了。就算是手段高明如他，也只能默默罢手。

　　大部分罪犯如果察觉到周围的危险，会开始收敛先前的莽撞行为，并认真考虑隐蔽行踪，但这位帕尔默简直可以说无人能及地大胆，医生这一职业恰好又能作为庇护。从骨子里就是一名赌徒的他，或许就是需要在人生中豪赌冒险吧。

　　帕尔默一如往常，通过赛马忘我地沉醉于赌博的刺激中。他无论赢了多少钱，都左进右出挥霍殆尽，无法摆脱依赖借债运转的生活。这时，他在赛马场结识了一位名叫约翰·帕森斯·库克（John Parsons Cook）的年轻的法律界人士。此人也非常痴迷赛马，将从父母那里继承的 1.5 万英镑遗产偷偷用于马种改良。因为兴趣相投，两个人迅速熟识，经常一起喝酒、住同一家旅店。

1855 年 11 月，库克花重金培养起来的一匹年轻骏马首次夺冠时，举办了庆功会。很多朋友聚在一起，打开香槟，热闹非凡。聚会上，将杯中酒一饮而尽的库克突然惊慌地大叫："酒里放了什么，我的喉咙好像要烧起来了……"帕尔默则笑着一边回答"笨蛋，怎么可能有什么"，一边喝干了手里的酒。

可是到了晚上，库克开始感受到猛烈的恶心，在亲友和医生的照看下，他依然觉得自己马上就要步入死亡。服下泻药后两天，库克的身体稍有恢复，又立即要前往赛马场，但因为没有痊愈，就在帕尔默的劝诱下住进了鲁吉利的一家旅馆静养。这家旅馆名为塔尔博特·阿姆斯旅馆（Talbots Arms Hotel），就位于帕尔默家正对面。

这正合帕尔默的心意，猎物自己跳入了陷阱……不久之后，库克吃下医生开的药丸，出现了强烈的痉挛，口中吐出黄色的胆汁泡沫，发出恐怖的悲鸣。

强直性痉挛是士的宁特有的毒发症状，头部会向后扬起，双手发抖，全身像弓一样弯曲，后脑勺到脚跟以奇怪的状态支撑着身体。呕吐本身并不是马钱子碱特有的毒发症状，但是在呕吐的同时会伴有咀嚼困难，虽然没有歇斯底里，却经常伴有破伤风式的痉挛。

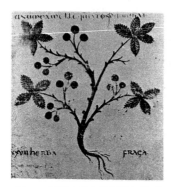

图49 黑莓。选自莱顿的阿普列
尤斯药物志，7世纪

由于马钱子碱并不会让人陷入昏迷，所以中毒者一般都拥有清晰的意识，这让痛苦更加难以忍受，因为痉挛并不会在一两分钟内就停止。就算一时恢复了平静，下巴和四肢的痉挛也会一直反复，患者的身体稍微接触到寝具都会激起剧烈的全身疼痛。身体对刺激非常敏感。这种状态会持续两三个小时，完全摧毁患者的精神和意志后，使其精疲力竭而死……

11月20日晚，库克突然陷入痛苦。帕尔默为了不被人识破自己的犯罪企图，找来包括之前那位班福德在内的三位医生为濒死的库克诊断，在最后时刻，自己也来到病床前查看情况。他让病人吃下了两粒药丸，药效立现。两分钟后，死前的痉挛使库克的身体变僵，背部呈弓形，胳膊也扭曲着，眼珠仿佛要蹦出来一般睁得滚圆。最后，库克的身体像棍棒一般变硬，悲惨地窒息而死。

库克一死，帕尔默就不假思索地支走了三位医生。随后，他搜遍了库克的衣服口袋，将现金和支票都据为己有，第二天就堂而皇之地还清了自己的债务。这一系列行为是何其鲁莽啊，实在让人无法用正常的心理来揣测。

　　不过，他长期以来的罪行终于还是败露了。库克的哥哥起了疑心，要求解剖尸体。这才第一次出动了警察，开启了之后的一系列调查。调查发现凶案发生前不久，帕尔默购买了鸦片、锑、氰化氢、马钱子碱等药品。这些药品加起来可以杀死数百人。但是，库克的尸体中并没有发现鸦片、锑、氰化氢。所以若要制裁帕尔默，唯有证明库克死于马钱子碱中毒。

　　案件移交给伦敦后，引发了激烈的论战。1856 年 5 月 14 日到 26 日之间，许多知名人士聚集在法庭进行了辩论。作为证人的毒药学者及专家都发表了自己的意见，有人认为死因是癫痫，有人认为是破伤风，还有人认为是中风或梅毒。最后，根据动物实验的结果，人们将库克的死因锁定在了马钱子碱中毒上。大部分人都倾向于这个结论，被告陷入了非常不利的境地。

　　另外，帕尔默被捕前的言行也很不谨慎。哈兰（Harland）博士为了解剖来到镇上的时候，他曾经高兴地前去迎接，并且一直强行向博士灌输自己关于库克死因的看法，称库克经常癫痫发作，而且脑部有顽疾。

　　随后，帕尔默面无表情地旁观了解剖过程。当医生从死者的胃中取出某种物质的一部分时，帕尔默故意用手肘撞击医生，导致医生手抖丢失了取出的物质。这则证言让他所处的立场更加糟糕。

　　当然，也有人为他辩护。其中一位是著名的毒药学家

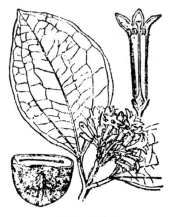

图 50 马钱子

莱斯比博士，他坚持认为很难断言这起案件的死者死于马钱子碱。但大部分人已经接受了泰勒（Taylor）博士明确的观点，律师经过长时间的反复辩论也无济于事。泰勒博士在证词中称："作为医学教授，我可以断言，根据库克的症状，他只有可能死于马钱子碱。"

宣判死刑时，伦敦的街头巷尾开始流传起奇怪的谣言，称这位库克是遭到自己抛弃的情妇投毒复仇。

死刑在 6 月 14 日执行，处刑地斯塔福德聚集起大量群众。从伊丽莎白时代开始，盎格鲁-撒克逊民族就很喜欢围观残酷的处决。而受刑者帕尔默并没有表现得失去尊严，他一边坚称自己是误诊的受害者直到最后一刻，一边坦然地迎接了死亡……

　　还有一桩保险金诈骗案和帕尔默事件有些相似，那就是差不多同一时期发生在法国的库蒂·德·拉·波默赖斯（Couty de la Pommerais）事件。与爱伦·坡齐名的19世纪恐怖小说家利尔-亚当①的杰作《断头台的秘密》（Le Secret de l'échafaud）就以这起案件为底本。

　　库蒂·德·拉·波默赖斯于1830年出生于卢瓦尔省，和帕尔默一样也是医生，诊所开在巴黎。他狂热地渴望成功，虚荣心强，喜好时髦的事物。根据利尔-亚当的描写，他"生着一对神经质的眼睛、论辩家的长相，声音嘶哑好似生了锈，表情显出能言善辩者特有的机敏，举止则深思熟虑"。

　　波默赖斯按照自己的计划和一位富商的女儿克洛蒂尔德（Clotide）结为夫妇。其实在结婚之前，他隐蔽地与一位贫穷画家的遗孀——波夫（Pauw）夫人——长期保持着关系，对方比他年长十二岁。两人甚至育有两个小孩，但是波夫夫人年老色衰后，似乎无法再留住他的爱恋之心。所以结婚后，波默赖斯就停止了私通。

　　1861年10月，婚后第三个月，波默赖斯的岳母杜比齐（Dubizy）夫人来家中做客，却在晚餐时猝死。夫人平时身体健康，也并没有到衰老致死的年龄。女儿结婚时，夫人就不信任波默赖斯的人品，强烈拒绝这对年轻夫妇自

―――――――――
① 维里耶·德·利尔-亚当（Villiers de L'isle-Adam，1838—1889），代表作有科幻小说《未来的夏娃》（L'ève Future）。

由支配自己的财产。

毫无疑问，岳母完全是死于波默赖斯的魔爪。而且，阻碍消失后，他恶魔般的计划也更加恐怖。

他重新找回已经断绝联系的波夫夫人，将其带到家中。六个月后的 1863 年 11 月 17 日，这个不幸的女人开始出现无休止的呕吐和痉挛，并最后以这样的状态迎来了死亡。

波默赖斯从对岳母犯下的罪行中逃脱了，但这次却没那么简单。死去的波夫夫人的表弟得知姐姐曾经与几家保险公司签订过合同后，开始怀疑波夫夫人死于毒杀，于是向检察院提起了上诉。巴黎警方经调查发现，波夫夫人竟然与八家保险公司签过约，保险金总额高达 55 万法郎。

于是夫人的尸体被挖出，由著名的药物学家安布鲁瓦兹·塔迪厄主持解剖。结果显示夫人的肠胃既没有穿孔也没有慢性病的症状，也就是说完全没有指向毒杀的证据。但是在搜索波默赖斯的住宅时，竟然缴获了九百种毒药，其中包括 15 厘克的毛地黄苷（Digitalin），以及升汞、颠茄、毒参、氰化氢、士的宁等等。即使是医生，拥有这种数量的毒药也很奇怪。

此外，波默赖斯还有一项疏忽，就是没有处理受害者的呕吐物。药物学家塔迪厄和鲁森仔细分析了其中的成分。动物吃下这些呕吐物以及受害者胃中的物质后立即死亡。二人判断夫人死于植物性毒药，虽然在化学上几乎不可能提取，但动物的反应酷似毛地黄苷中毒。

　　毛地黄苷的原料是总称为"毛地黄"的植物，它们是生长在西欧森林中的普通草药，俗称"狐狸手套"或"死人手指"。它们那淡紫红色的美丽花朵可用于观赏，所以也能在一些庭院中见到，还会为了药用的目的（强心剂）而栽培。毒包含在它的叶子中，被称为"毛地黄苷"，其主要成分的准确名字为"毛地黄毒苷"（Digitoxin），是一种特别的剧毒。自古以来，药用的毛地黄大多是像茶叶一样，轻煎叶子，用以浸泡。

　　毛地黄可以改善人体的血液循环，缓解局部充血，激活并强化心脏机能，但因为有蓄积作用，所以有可能引起可怕的中毒症状。如果大量使用，则会引起呕吐、腹泻、腹痛等症状，也有引起青光眼等视力障碍的风险，除此之外还会引起缓慢的不规则脉搏、低血压、伴随期外收缩的心率过速、心室颤动等死亡征兆。总之是不能掉以轻心的剧毒。

　　毛地黄苷对化学反应很迟钝，没有特别独特的性状。所以药物学家塔迪厄和鲁森想到了从尸体内脏中提取物质、在动物身上做实验的生物学方法。

　　其实这种方法操作起来很困难，而且容易卷入伦理非议。多亏了巴黎大学实验生物学的翘楚克洛德·贝尔纳（Claude Bernard）教授出马，才确立了这一方法的地位。通过动物实验检测毛地黄中毒的方法，其实就是从这起事件开始的。

　　波默赖斯的律师不得不承认了当事人诈取保险金的事实，但对于毒杀指控，则以证据不足为由在法庭上进行了长达四个小时的辩护。

　　但是，因为有克洛德·贝尔纳这样的化学界权威作证，无论多么精巧的诡辩都无济于事。不论舆论如何，波默赖斯几乎没有任何回旋余地地被判有罪。1864 年 6 月 9 日凌晨，他在巴黎拉·罗凯特广场断头台上被斩首，终年三十四岁。

　　波默赖斯是一个冷酷科学家一般的无神论者，他傲慢、自大，在法庭上引起了很多人的反感。他直到最后都坚持自己无罪的狂热姿态如殉道者一般，同时激发了人们的恐惧和同情。

　　不知是否因为这个缘故，在他被行刑的十六天后，《法院公报》（ Gazette des tribunaux ）上刊登了一则奇怪的传闻。据说波默赖斯的同事们捡回他被砍下的头颅，进行了医学实验。

　　这当然是纯属猎奇的传闻了。但利尔-亚当利用这则小道消息，创作了阴森的故事《断头台的秘密》。

　　故事的大概脉络是：担当法兰西学院院士的巴黎医科大学韦尔波（ Velpeau ）教授（作者熟知的真实人物），出于纯粹的科学目的，拜托将要被处以死刑的同行波默赖斯协助自己的实验。这项实验就是在断头台的刀刃斩断脖子后，如果能做到，就迅速地眨右眼三次。

韦尔波教授说："闸刀落下时，我会站在机器的侧面，尽可能快地从负责行刑的人手上接过你的头颅。"

这种听起来匪夷所思的实验究竟有没有实现的可能，我想任谁都会心存怀疑吧。但这部短篇为我留下了无与伦比的怪诞、惊悚的余味。在我如此热爱的利尔-亚当的短篇作品中，也绝对算得上杰作。

集体杀戮的时代

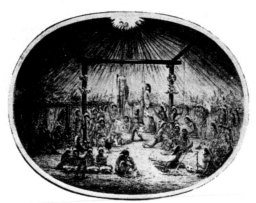

图 51　古代北美原住民残忍的成人仪式

说起 20 世纪，乃是有计划地进行集体屠杀的时代，也是细菌战和核试验的时代。毒药的使用，也扩大为集体规模。

　　以第一次世界大战为契机，毒气开始在现代战争中使用，掀开了集体屠杀的序幕。此外，镭、铀和放射性粉尘的可怕毒性，将会在未来造成何等悲剧的事件，我们完全无法预测。

　　当然，个人使用铀的情况很少见，但也并非绝无仅有。

　　1951 年，一位名叫阿方索·特萨达（Alfonso Tessada）的墨西哥富豪在当地去世。他的尸体呈现出动脉硬化的状态，很难进行防腐处理。一开始，他的死因被判断为砷中毒，但再次解剖后，曼努埃尔·桑多瓦尔·巴利亚塔（Manuel Sandoval Vallarta）博士在他的体内发现了 4 毫克硝酸铷，这让事情变得非常严重。因为要获得 4 毫克硝酸铷，需要高达 18 万比索！

这种毒药，没有足够的资金根本不可能使用。但可供 20 世纪的专业投毒者使用的毒药，可谓种类繁多。

比如杀虫剂、氰化物、病原体（病毒）和医药品等。这些都是完全现代化的毒药。虽然目前为止还没有机会讨论这些，但它们其实很早以前就已经为人所知。

毒药学领域每年都会增加新的毒药品种。而让毒药学家惊讶的是，这些毒药其实从古代就一直被地球上的未开化民族使用着。这类既旧又新的毒药中，箭毒就是一例。

一些未开化民族以弓箭、吹箭为唯一武器，等于用箭代替枪支、大炮。说到箭毒，东印度原住民使用的士的宁，以及西欧高卢人使用的嚏根草（毒液以藜芦碱为主要成分的毒草）广为人知。其实有一种特殊的箭毒，是美洲印第安人使用的"克拉丽"（Curare）[1]。

可惜，文明世界很难获得关于箭毒的知识。揭开覆盖在原始民族共同体之上的神秘面纱是非常困难的事。也许直到今天，生活在非洲、东南亚、南美的原住民，依然会在狩猎和战斗中使用涂抹了毒液的弓箭和吹箭。

箭毒的采集方法只有酋长和一部分巫师知道，除了自

---

[1]　Curare，这个词在印第安语中为单纯的"毒物"之意，并不直接指代一种具体的植物，此处姑且译作"克拉丽"。但据了解，美国印第安人使用的这种箭毒来源于南美洲热带植物，其中也包括马钱子属植物。

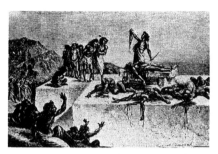

图52　古代墨西哥阿兹特克人的活人献祭。
巴亚尔（Bayard）绘

己的后代以外，绝不外传。在某些部族之间，谈论箭毒的制作方法是禁忌。

　　如前所述，在众多的箭毒中，南美原住民使用的一种格外引起我们的兴趣。这种好奇从16世纪末沃尔特·雷利将其带到欧洲时就开始了。原住民使用这种毒药，是将其作为神明惩罚罪人的工具。

　　作为探险家而久负盛名的、歌德和席勒的好友——德国科学家亚历山大·冯·洪堡，就是无意中让装在壶中的"克拉丽"流进了自己被虫子叮咬的伤口而毒发身亡的。他的同伴也在不知情的情况下因手指的伤口沾到这种箭毒而死。此类事件在过去的探险家之间掀起了恐慌，让箭毒名声大噪。（这部分内容基于伊泽凡人的著作《毒》。）

　　而且，"克拉丽"进入体内时，完全不会感觉到痛苦。因为肌肉中的运动神经末梢会被麻痹。中了"克拉丽"的动物未出现明显的症状便会倒地不起、呼吸困难，很快就会死亡。有趣的是，内服"克拉丽"并不会中毒。所以不仅中毒毙命的动物几乎没有什么痛苦，人类吃了它们的肉也无大碍。

最近，作为间谍在苏联被俘并被遣返的美国U2战斗机事件中的飞行员持有"克拉丽"注射器的事情，引发了话题。间谍携带用于自杀的毒药，一直以来都是很常见的事。但携带"克拉丽"则非常罕见。

其实，被注射了"克拉丽"的人只是会一动不动，还没有真正死亡。毒素在筋中的浓度，更准确地说，是毒素在筋和肌肉之间的浓度关系会导致麻痹，因此，只要没有进入血液，就不会轻易死亡。（所以狄克森·卡尔的《红寡妇血案》中，就有为了将其混入血液而利用牙龈出血的桥段。）

克洛德·贝尔纳研究了"克拉丽"的作用原理。他发现染上"克拉丽"的肌肉会对神经刺激做出反应，从而证明了它可以直接让肌肉兴奋。这是第一次用毒药解决生理学问题。

提取出"克拉丽"的植物是同属马钱科的藤蔓植物，毒素包含在树皮及木质部分。生活在圭亚那、巴西、秘鲁、亚马孙河流域的原住民很清楚这种植物的可怕之处。

有趣的是，原住民在调制这种毒药时，会举行祭祀一样的仪式。被称为"毒人"的角色会主持祭祀。他们会

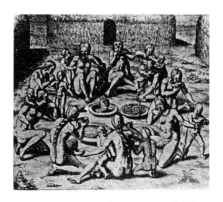

图 53　巴西原住民的食人场面。16 世纪版画

在锅中持续沸煮毒药，所以有毒的蒸气会不断散出。其他人必须远离制作地，但必须有一个人留守照看。一般来说，这个任务都由老妇人承担，也就是为整个部族而牺牲。等毒药制成，人们聚拢到锅边时，老妇人一般已经死去了……

　　作为大规模屠杀的时代，20 世纪还有一个特征，那就是随着技术的发展，毒药造成的事故数量也在持续增长。1957 年，巴黎由中毒引起的事故就有 1915 起，纽约则有 7000 起。

　　这种进步的残酷代价散落在现代生活的角角落落，与各种有害物质相关。无知的孩童、鲁莽的大人，都无法避开吸收到这些有害物质的危险。

城市生活中必不可少的药品、催眠药、镇定剂就属于第一类。接下来，是出于延长食品贮存时间，或让食品外观漂亮的目的而添加的有害物质，比如人造色素、防腐剂等。第三类，是最近在日本杂志上也掀起了话题的厨房用洗洁精、金属抛光液、酸类日化。

第四类，就是其中最恐怖的农药和杀虫剂。实际上，这类物质已经在全世界范围内造成了数量惊人的集体死亡。

千叶大学的小林龙男氏说："近年来在日本，为了驱虫，也散布了各种有机磷化合物，例如特普（焦磷酸四乙酯）和对硫磷。此类农药对人体造成的伤害成为各个地区的问题。"谈到这一点，一些读者也许会注意到，以葡萄酒中混入农药的集体杀人事件为开端，特普造成的谋杀、自杀、意外死亡事件经常登上报纸的社会版。

工厂的烟雾、残渣会污染空气与河流，排放到土壤中的铜及放射性物质也对现代生活造成了可怕的影响。随着科技的进步，地球的每一寸土壤和水源都不再干净，真正可称为"自然"的事物越来越少。

如此一想，比起过去只要应对一个洛库斯塔或一个布兰维利耶夫人，如今在现代文明之下的我们，全部的日常生活都如受了诅咒一般，暴露在多种多样的毒药危险当中。

有一个毒杀案例中的犯人非常具有 20 世纪的特点。1959 年 11 月，一名在慕尼黑"自由欧洲电台"工作的默默无闻的职员，试图在食堂的盐罐中放入一种名为"阿托品"的生物碱以一次性杀死一千两百名员工。这起事件到最后都是个谜，试想一下，布兰维利耶夫人和洛库斯塔这种旧时"声名显赫"的毒杀犯，会犯下这种难以追究责任的大规模谋杀吗？

投毒者的精神也好，按下原子弹和导弹按钮的机械服从者的精神也好，好像都发生了非人性的异化。降生在这个技术时代的毒杀犯变得默默无闻，他们的责任也在被消解。这就是 20 世纪的特征。

就像过去精巧的手工制品让位于索然无味的工业流水线制品，昔日声名显赫的毒杀犯们的娴熟技巧也正在我们眼前消失。

随着投毒者的精神承受力不断增强，使用的毒药也更加复杂。让我们在此引用科恩-阿布雷斯特（Kohn-Abrest）在《毒理学概论》（*Précisde de toxiologie*，1955）中的分类法：

　　1. 气态毒药（一氧化碳、刺激性气体、毒气、混合气体）

　　2. 挥发性毒药（酸和氰化氢化合物、氯仿及其衍生物、苯酚、二硫化碳、苯、硝基苯、苯胺、醇、醚、醛、汽油）

　　3. 金属类毒药（砷、硒、锑、汞、铋、铅、

铜、银、铂、镉、锌、锡、铝、铁、锰、铬、铊、
镍、钴、镁、钙、锶、钡、镭）

4. 酸、腐蚀剂、防腐剂（硫酸、硝酸、盐酸、
氯酸盐、次氯酸盐等；碘、溴、硼酸、硼酸盐、过氧
化氢、过硫酸盐、有机酸）

5. 生物碱、糖苷，以及用与生物碱相同的方法
提取的毒药

这套分类结合了最近的一些发现，非常出色。但是知
识是不断进步的，恐怕再过一些时日，这套分类也必须大
加修改。

尽管知识在变化，但毒杀犯的心理却没有变。生活
在 20 世纪这个巨人时代的投毒者所持有的动机与中世纪
时没有太大不同。换句话说，驱使他们采取行动的动机仍
然是黑暗的情欲、利己之心、复仇以及嫉妒。

甚至在 20 世纪中叶，还有人在进行类似中世纪巫术
一般的行为。

前文提到过，有一位德国农民，因为相信不足月出生
的女儿将来会成为女巫，而将自己的女儿杀死。事实上，
这并不是唯一的特例。

占卜师、巫师和庸医们不仅在农村，也在文明国家的
都市中游荡，试图向人们兜售接近剧毒的药品或奇怪的草
药。三流色情杂志的广告页夸张地宣传着春药和壮阳药，

这也自古至今从无变化。

有这样一个故事。1955 年，法国一位有四个孩子的精神病母亲，毒杀了与前夫生下的儿子。她模仿儿子恋人的字体，写信给正在服兵役的儿子，还随信附上了装有苯巴比妥的小瓶。瓶身上写有"婚姻之夜"，里面的液体像春药一般的呈粉红色糖浆状。信上写道：

> 亲爱的罗波尔：
>
> 　　想我的时候，喝下这饮料吧。这是爱情的良药，拥有非凡的效果。喝下它，您会更爱我，您会被幸福包裹。我已经喝过，做了非常愉快的梦，拥抱着您的梦……

苯巴比妥是一种巴比妥酸，会引起中枢麻痹，也被称为迦地那、鲁米那。虽然经常用作安眠药，但如果过量就会致死。罗波尔将其视作春药一饮而尽，如母亲所期望地走向了死亡。

这类话题还有很多。比如 1958 年，一位年轻的美国寡妇因毒杀罪行坐上了电椅。她是西印度群岛邪恶伏都教的追随者。他们燃烧着黑蜡烛，用献祭鸡来诅咒敌人。因为她确信自己的行为绝不会被发现，所以用砷毒杀死了两任丈夫、婆婆和自己九岁的女儿。

还有肯尼亚的一个秘密组织购买了大量灭鼠剂，让居住于该地区的欧洲殖民者陷入了极大恐慌。秘密组织也好，邪教徒也好，狂热信众也好，总之为了迷信而实行的犯罪今后也不会消失。

　　接下来的故事，展示了毒药和巫术之间的奇妙联系。用于伏都教仪式的玩偶会从海地出口到美国。然而，购买这种玩偶的人必定中毒。在佐治亚州的亚特兰大，有五十名触摸了玩偶的学生感觉异常。虽然有迷信说玩偶会带来不幸，但人们不会真的相信这种事。因此，美国卫生部怀着疑问展开了调查。结果发现这种玩偶是用一种腰果（印度产的豆科 [①] 有毒植物）制成的。

　　玩偶的头上浸满了腰果油，并挥发出有毒的气体。在摆弄玩偶四五十分钟后，人的皮肤就会变色。此外，玩偶的双眼还含有一种叫作"红豆碱"（abrine）的毒药，可以轻易杀死一个孩子。当然，这种玩偶立即被美国卫生部禁止出售了。

　　下面我想介绍一些有关氰化物（包括氰化钾）的信息。到目前为止，还没有机会谈到。

　　古埃及人经常用从桃花中提取的氰化氢毒杀君主。但当时的氰化钾与现在通过化学手段提纯的氰化物，在毒发症状上有很大不同。

[①] 腰果（*Anacardium occidentale*），原文作"カシュー"，为漆树科植物，并非豆科（原文作"まめ科"），疑原文讹误。

　　只要是化学上的纯净的氰化物，任何一种都可以当场致人死亡，即使只是很小的剂量。现代的自杀者和杀人犯之所以喜欢这种毒药，也是出于这个原因。

　　氰化氢的致死剂量为 50 至 100 毫克，氰化钠为 150 毫克，氰化钾为 200 毫克，可以确保在服毒后五分钟内立即死亡。空气中氰化氢的最大允许浓度为 10 ppm[①]。

　　在奥尔菲拉的时代，还很难提取纯粹的氰化物，因此它的危险性也比较低。杀死拉斯普京（Rasputin）的凶手是否拥有这种毒药的非完整样态呢？总之，他们没能毒死拉斯普京，最后不得不用银质烛台打死他。

　　据说使用氰化物需要精细的手法。为了让对方服下毒药，投毒者一定要确保不出现细微的差错。因为氰化氢有一股巴旦杏一般的奇特臭味[②]，放入口中会对黏膜产生强烈的刺激。在这一点上，帝国银行案的犯人使用了毒杀史上前所未有的巧妙技巧。

　　根据对受害者胃内容物的分析，帝国银行事件中，犯人使用的毒物肯定是氰化钾或氰化钠。原本，根据松本清张等人的说法，这种毒药在原陆军研究所制造，与特殊的速效毒药丙酮氰醇非常相似。

　　不知真身为谁的罪犯（此处我们避免认定是平泽贞

---

① ppm，parts per million 的缩写，1ppm 意为百万分之一。
② 巴旦杏又叫扁桃仁。此处疑指是杏仁，两者气味不同。

通①），递出了东京都防疫课官员的名片，在银行结束营业后进入，将毒药作为预防痢疾的药物，让十六名银行职员服下。

犯人还称："如果这种药物接触到牙齿，会损害牙齿的珐琅质，因此我将教各位如何饮用。"说着便伸出舌头，用中段将药物卷入吞下。

所有店员都跟着喝下后，发觉这种药的刺激性非常强，就像一个不能喝酒的人喝了烈酒一样，胸中感到灼烧。一些幸存者说："它闻起来有汽油味，沾到舌头很辛辣。"另一些人则说："它闻起来有点类似氨的臭味，呈淡黄色，很苦。"

此外，1954年，比利时埃格蒙特事件中，吃下含有氰化氢点心的受害者也做出了类似的证言：

"味道和汽油接近，胸口灼烧难耐。会让下巴肌肉突然僵硬，什么都说不出来。让人忍不住弯腰呕吐。"

因为氰化物中毒很难抢救，所以此类事件幸存者的证言尤其珍贵。

但是，氰化物因个体差异会呈现出不同的毒发症状。所以用氰化钾自杀并非总能成功。

拉斯普京喝下了足量的氰化物却没有死。而纳粹战犯

---

① 平泽贞通，此人在历史上一度被认定为该案件的真凶，并判处死刑。但是平泽本人持续上诉，其被判死刑后收监三十七年成为世界纪录。本书单行本初次出版时，尚在平泽的上诉期。

赫尔曼·戈林将氰化钾用玻璃胶囊藏在腹部皮下，在被执行死刑之前于拘留所中成功自杀了。

另外，德国细菌学家赫尔曼·沃拉兹[①]曾将破伤风真菌附着在妻子的牙刷上而杀死了她。遭到怀疑后，在1959年他又企图用氰化钾自杀，但没有成功。

最后，让我举一个例子说明处理氰化物会有多么麻烦。1960年1月，在英国的一个村庄，装满总计136千克氰化物的三个箱子，从卡车上翻滚下来。

紧急事态立即蔓延，警察赶赴现场。其中一个箱子的盖子打开了，当中的氰化物足以杀死一百万人！

警察不得不用大量的水去稀释氰化物的浓度，并不断倒入中和剂。万幸的是，没有出现受害者。

---

① 原文写作"ヘルマン・ヴォラッツ"。

文库版后记

这本《毒药手帖》，是以逸闻轶事为中心串联起来的毒药文化史。时间轴从久远的古埃及、古希腊到现今，横轴则是"毒药"这一主题。如果您能将它当作由此编织而成的一张小小的文化史壁毯，就再好不过了。

早在古希腊时期，毒药就在人类的故事中书写了戏剧性的情节，成为不可或缺的元素。在古希腊悲剧中，毒药屡次三番如不祥的命运之神一般登场。在索福克勒斯的《特拉基斯少女》中登场的赫拉克勒斯，就是因妻子涂抹在他大衣上原本想当作媚药的九头蛇之毒而死。欧里庇得斯的美狄亚善于用毒亦为众人所知。拉辛的费德尔最后也是服毒自尽。

毒药的发展史就是"神"的角色逐渐变化的历史，这是我想在本书中细致勾勒的。

与《黑魔法手帖》及《秘密结社手帖》构成三部曲的

本书，原先在推理小说杂志《宝石》上连载（昭和三十七年一月至十二月［1962.1—12］），随之由桃源社发行了单行本（昭和三十八年六月［1963.6］）。后来收录在了昭和四十五年二月（1970.2）发行的《涩泽龙彦集成》第一卷中。

　　必须要向各位说明的是，有关采摘时会发出人类般尖叫的中世纪著名毒草——曼德拉草的内容，本书中只提及了非常粗浅的部分。我之后在《关于曼德拉草》（收录于《涩泽龙彦集成》第三卷《爱欲的解剖》）一文中补全了此处的不足。

涩泽龙彦

昭和五十八年十二月

（1983.12）

图书在版编目（CIP）数据

　　毒药手帖 /（日）涩泽龙彦著 ; 余梦娇译. -- 北京:
九州出版社, 2021.6（2021.7重印）
　　ISBN 978-7-5108-9886-0

　　Ⅰ.①毒… Ⅱ.①涩… ②余… Ⅲ.①毒物—历史—
世界 Ⅳ.①R99-091

中国版本图书馆CIP数据核字(2020)第231312号

DOKUYAKU NO TECHO by TATSUHIKO SHIBUSAWA
© RYUKO SHIBUSAWA 1984
Originally published in Japan in 1984 by KAWADE SHOBO SHINSHA Ltd. Publishers
Chinese (Simplified Character only) translation rights arranged with
KAWADE SHOBO SHINSHA Ltd. Publishers, TOKYO.
through TOHAN CORPORATION, TOKYO.

著作权合同登记号 图字：01-2021-0068

毒药手帖

作　　者　[日] 涩泽龙彦 著　余梦娇 译
责任编辑　周　春
出版发行　九州出版社
地　　址　北京市西城区阜外大街甲35号（100037）
发行电话　（010）68992190/3/5/6
网　　址　www.jiuzhoupress.com
印　　刷　北京汇林印务有限公司
开　　本　787 毫米 × 1092 毫米　32开
印　　张　6.75
字　　数　124 千字
版　　次　2021 年 6 月第 1 版
印　　次　2021 年 7 月第 2 次印刷
书　　号　ISBN 978-7-5108-9886-0
定　　价　39.80 元